Infiammazione Zero:

La Promessa della Dieta Antinfiammatoria

Scopri come disintossicare il corpo e accelerare il metabolismo per una salute ottimale.

Di : Lorenzo Galvanelli

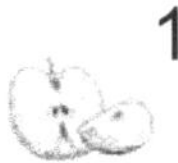

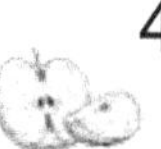

Capitolo 1: Infiammazione e Salute

1.1 Definizione e meccanismi dell'infiammazione cronica

Nel cuore dell'infiammazione cronica si trova un meccanismo difensivo innato, radicato profondamente nella nostra biologia, che ha l'intenzione di proteggerci. Quando il corpo rileva un danno tissutale o un'invasione patogena, scatta un allarme immunitario che attiva una risposta infiammatoria: l'afflusso di sostanze protettive e cellule del sistema immunitario nell'area interessata. Questo processo è vitale per la guarigione e la riparazione dei tessuti. Tuttavia, l'infiammazione diventa un problema quando si attiva in assenza di infezioni o lesioni, o quando non si risolve dopo aver eliminato la minaccia iniziale, portando a un'infiammazione cronica, sottile ma persistente.

L'infiammazione cronica si manifesta quando il sistema immunitario continua a rilasciare cellule e sostanze chimiche infiammatorie, come le citochine, anche quando non ci sono agenti esterni da combattere. Questa iperattività immunitaria può essere scatenata da una varietà di fattori, inclusi lo stress, l'obesità, il fumo, l'inquinamento, il sonno insufficiente e soprattutto, una dieta squilibrata ricca di zuccheri, grassi saturi e pochi nutrienti essenziali.

Il corpo, di fronte a un continuo stato di "allerta rossa", può iniziare a danneggiare i propri tessuti, portando a un deterioramento che si manifesta in vari modi, quali rigidità articolare, affaticamento e dolori diffusi. Questi segnali spesso non sono riconosciuti immediatamente come sintomi di infiammazione cronica, rendendo così il processo insidioso e mascherato.

Il tessuto adiposo, specialmente quello viscerale, non è semplicemente un deposito di energia inattivo; è metabolicamente attivo, in grado di produrre e rilasciare molecole infiammatorie che contribuiscono all'infiammazione sistemica. Questo legame tra tessuto adiposo e infiammazione è particolarmente preoccupante in quanto può predisporre a un circolo vizioso: l'infiammazione promuove l'accumulo di ulteriore tessuto adiposo, che a sua volta secerne più sostanze infiammatorie.

Questo stato di infiammazione costante e di basso grado è stato associato a molte delle malattie croniche più diffuse e gravi della nostra epoca, inclusi il diabete di tipo 2, le malattie cardiache, l'obesità, le malattie metaboliche, l'artrite reumatoide e persino alcuni tipi di cancro. È un nemico silenzioso che contribuisce all'insorgenza e alla progressione di queste condizioni, spesso senza che ne siamo consapevoli fino a quando non emergono complicazioni più gravi.

Il punto 1.1 pone le basi per comprendere questo complesso processo biologico e per riconoscere l'infiammazione come un fattore chiave che deve essere gestito e regolato per mantenere uno stato di salute ottimale. Nel passaggio al punto successivo, esploreremo come la comprensione moderna dell'infiammazione cronica sia stata rivoluzionata e come possiamo utilizzare questa conoscenza per riconnetterci con strategie di vita che non solo prevengono, ma possono anche invertire i danni causati da un sistema immunitario iperattivo. Questa transizione ci conduce verso una discussione più approfondita di come l'infiammazione cronica sia diventata una caratteristica di molte malattie contemporanee, e come modificando la nostra alimentazione possiamo influenzare positivamente la nostra salute.

1.2 Il legame tra infiammazione e malattie moderne

Comprendere il legame tra infiammazione e malattie moderne è cruciale per affrontare una delle più grandi sfide sanitarie del nostro tempo. L'infiammazione cronica è un denominatore comune in un'ampia gamma di condizioni patologiche che dominano il panorama della salute contemporanea. Questo stato infiammatorio prolungato agisce come un fuoco silente all'interno del corpo, causando danni a lungo termine alle cellule e ai tessuti, e può essere la scintilla che accende la fiamma di molte malattie croniche.

In condizioni di infiammazione cronica, il sistema immunitario, che di solito è il nostro scudo protettivo, paradossalmente diventa una spada a doppio taglio. Infatti, le stesse citochine e le cellule immunitarie che sono vitali nella lotta contro infezioni e ferite, possono danneggiare il DNA, le proteine e i lipidi cellulari attraverso processi di ossidazione e nitrazione. Questo stress ossidativo e danno tissutale è un contributo noto allo sviluppo e alla progressione delle malattie cardiovascolari, come l'aterosclerosi, dove l'infiammazione promuove l'accumulo di placche nelle arterie.

Il diabete di tipo 2 è un altro esempio in cui l'infiammazione gioca un ruolo critico. L'eccesso di nutrimento e l'accumulo di tessuto adiposo, specialmente nel girovita, possono portare a un aumento delle citochine infiammatorie e a una riduzione della produzione di sostanze antinfiammatorie, come l'adiponectina. Questo squilibrio favorisce l'insulino-resistenza, un passo chiave nello sviluppo del diabete.

Anche alcune forme di cancro mostrano una forte correlazione con l'infiammazione cronica. In alcuni casi, l'infiammazione promuove un ambiente che favorisce la proliferazione e la sopravvivenza delle cellule tumorali, l'angiogenesi (la formazione di nuovi vasi sanguigni che nutrono il tumore) e la metastasi.

Questo legame è confermato anche dalla crescente evidenza che punti alla relazione tra infiammazione cronica e malattie neurodegenerative, come il morbo di Alzheimer e il morbo di Parkinson. I processi infiammatori nel cervello possono contribuire al declino cognitivo e alla perdita di neuroni.

Inoltre, l'infiammazione è coinvolta in condizioni come l'artrite reumatoide, le malattie infiammatorie intestinali e l'asma, dove il sistema immunitario, iperattivo, attacca i tessuti del corpo stesso, causando infiammazione e dolore cronici.

Con la crescente prevalenza di queste malattie, diventa sempre più evidente che affrontare l'infiammazione cronica è fondamentale. Si apre quindi una domanda: come possiamo identificare l'infiammazione cronica prima che sfoci in malattie più gravi? Il prossimo punto, "1.3 Segnali e sintomi dell'infiammazione cronica", esplorerà questa domanda, mettendo in luce i campanelli d'allarme che il nostro corpo ci invia e che troppo spesso ignoriamo o sottovalutiamo. Dall'importanza di ascoltare il nostro corpo ai test clinici che possono confermare la presenza di un'infiammazione silenziosa, questo capitolo sarà il ponte tra la teoria dell'infiammazione e la pratica del riconoscimento dei suoi segni nella nostra vita quotidiana. Sarà un passo essenziale per imparare a prevenire, riconoscere e gestire l'infiammazione per condurre una vita più sana e lunga.

1.3 Segnali e sintomi dell'infiammazione cronica

L'infiammazione cronica è spesso definita come un "killer silenzioso", principalmente perché i suoi segnali e sintomi possono essere subdoli e insidiosi, manifestandosi lentamente nel corso di anni e talvolta decenni. Differisce notevolmente dall'infiammazione acuta, che è immediata e ovvia, come il rossore e il gonfiore intorno a una ferita. L'infiammazione cronica, invece, si insinua nel nostro organismo senza campanelli d'allarme immediati, ma con segnali che possono essere facilmente attribuiti a stress o affaticamento.

Tra i segni più comuni vi sono affaticamento persistente, dolori diffusi, disturbi del sonno, e problemi gastrointestinali come gonfiore, diarrea o costipazione. Alcuni individui possono notare un'inspiegabile perdita di peso o, al contrario, un aumento, soprattutto a causa del tessuto adiposo che si accumula come risultato di un metabolismo compromesso. Altri segnali includono frequenti infezioni, poiché un sistema immunitario occupato a gestire l'infiammazione cronica può non rispondere efficacemente a nuovi agenti patogeni.

Le persone possono anche sperimentare problemi cutanei, come eczemi o psoriasi, che sono manifestazioni esterne di un'infiammazione interna. Mal di testa ricorrenti, nebbia cerebrale e difficoltà di concentrazione sono sintomi meno noti ma altrettanto rilevanti. Inoltre, il disagio e il dolore articolari non associati a lesioni acute potrebbero essere un segno di infiammazione sistemica che colpisce le articolazioni.

Questi sintomi possono essere il preludio a condizioni più gravi, come quelle discusse nel punto precedente, inclusi il diabete di tipo 2, malattie cardiache, e diverse forme di cancro. Pertanto, è di vitale importanza non solo riconoscere questi segnali, ma anche comprendere e affrontare i fattori di rischio e le cause comuni che contribuiscono all'infiammazione cronica.

Il passaggio al punto successivo, "1.4 Fattori di rischio e cause comuni di infiammazione", creerà un collegamento logico e funzionale. Approfondiremo la discussione identificando le abitudini di vita, le condizioni ambientali e gli aspetti genetici che possono predisporre all'infiammazione cronica. Questa comprensione ci permetterà di prendere misure preventive e di modificare fattori modificabili, come la dieta e lo stile di vita, per ridurre il rischio o l'intensità dell'infiammazione cronica.

In questo libro ci impegniamo a fornire non solo una panoramica dei sintomi, ma anche gli strumenti per monitorare la salute del nostro corpo. Esploriamo come la dieta e altri cambiamenti nello stile di vita possano essere potenti alleati nella riduzione dell'infiammazione cronica. La capacità di riconoscere i segnali che il corpo ci invia è il primo passo cruciale verso la guarigione e la prevenzione, e questo libro mira ad essere una guida per navigare attraverso questi segnali verso una salute migliore e più lunga.

1.4 Fattori di rischio e cause comuni di infiammazione

Identificare i fattori di rischio e le cause comuni dell'infiammazione è fondamentale per prevenire e trattare l'infiammazione cronica. Molti di questi fattori sono radicati nelle scelte di stile di vita e nell'ambiente in cui viviamo. La dieta occidentale, ricca di zuccheri raffinati, grassi saturi e cibi trasformati, è uno dei principali colpevoli. Questi alimenti possono alterare la flora intestinale e causare una permeabilità intestinale aumentata, permettendo a sostanze potenzialmente infiammatorie di entrare nel flusso sanguigno.

L'obesità è un altro fattore significativo. Il tessuto adiposo, specialmente quello viscerale, non è un semplice deposito di grasso, ma un organo metabolicamente attivo che produce citochine pro-infiammatorie, contribuendo all'infiammazione sistemica. L'esercizio fisico regolare può contrastare questo effetto, ma la sedentarietà, diffusa nella società moderna, amplifica il problema.

Il fumo di sigaretta è un potente agente pro-infiammatorio, causando danni diretti ai tessuti e promuovendo processi infiammatori. Anche l'esposizione a inquinanti ambientali, come i metalli pesanti e le particelle sottili nell'aria, può innescare l'infiammazione. Lo stress cronico è un altro fattore di rischio; può causare il rilascio prolungato di cortisolo, un ormone che in quantità eccessive può avere effetti infiammatori.

Anche la predisposizione genetica gioca un ruolo. Alcune persone sono geneticamente più inclini a sviluppare risposte infiammatorie a determinati stimoli. Tuttavia, i geni non sono il destino; la loro espressione può essere influenzata notevolmente dallo stile di vita e dall'ambiente.

Altri fattori includono condizioni mediche preesistenti, come malattie autoimmuni, che possono portare a un'infiammazione cronica, così come alcuni farmaci che possono alterare il bilanciamento del sistema immunitario. La qualità e la quantità del sonno hanno anche un impatto significativo: il sonno inadeguato può aumentare i livelli di infiammazione.

Alla luce di questi fattori, diventa essenziale comprendere come riconoscere l'infiammazione a un livello subclinico, prima che si manifesti in sintomi e condizioni più gravi. Questo ci porta al punto successivo, "1.5 L'importanza di riconoscere l'infiammazione subclinica", dove esploreremo come i segnali precoci di infiammazione possano essere individuati attraverso cambiamenti sottili nel nostro benessere, così come attraverso marker di laboratorio.

1.5 L'importanza di riconoscere l'infiammazione subclinica

L'infiammazione subclinica è quella che si verifica al di sotto della soglia dei sintomi ovvi e riconoscibili ma che non per questo è meno dannosa. Essa può esistere in uno stato dormiente per anni, erodendo silenziosamente la salute interna e predisponendo a una moltitudine di malattie croniche. Riconoscere questa forma di infiammazione è dunque cruciale per interventi preventivi e per evitare il passaggio a una fase di malattia conclamata.

L'importanza di riconoscere l'infiammazione subclinica sta nel fatto che il nostro corpo, anche se non mostra segni esterni di allarme, può essere in uno stato di stress biologico costante. Questo può portare a cambiamenti metabolici e cellulari, come l'alterazione del profilo lipidico e della glicemia, l'incremento della pressione arteriosa e alterazioni ormonali. Questi cambiamenti, se non gestiti, possono predisporre a condizioni come l'aterosclerosi, il diabete di tipo 2 e altre patologie metaboliche.

Un esempio concreto di infiammazione subclinica è dato dall'innalzamento dei livelli di proteina C-reattiva (PCR) nel sangue, un marker di infiammazione che può essere rilevato con un semplice esame del sangue e che può essere presente senza sintomi evidenti. Altri marker come l'aumento delle citochine pro-infiammatorie o la presenza di autoanticorpi possono indicare un'attività infiammatoria non manifesta.

La rilevazione precoce dell'infiammazione subclinica offre l'opportunità di intervenire prima che si verifichino danni irreversibili. Per esempio, i cambiamenti nello stile di vita, come l'adozione di una dieta antinfiammatoria, l'aumento dell'attività fisica e la riduzione dello stress, possono essere misure efficaci per ridurre l'infiammazione subclinica.

La difficoltà nel riconoscere l'infiammazione subclinica risiede nella sua natura insidiosa e nella mancanza di sintomi specifici. Pertanto, è necessario un approccio olistico alla salute che includa la valutazione di stili di vita e l'analisi di marker biologici. La consapevolezza del proprio corpo e la conoscenza dei segnali possono essere potenti strumenti per individuare l'infiammazione subclinica.

Per saperne di più su come identificare e misurare l'infiammazione subclinica, il prossimo punto, "1.6 Metodi diagnostici per l'infiammazione", introdurrà e discuterà i vari metodi diagnostici disponibili. Questi includono test di laboratorio, valutazioni cliniche e tecnologie di imaging che possono rilevare segnali di infiammazione a livello molecolare e cellulare.

1.6 Metodi diagnostici per l'infiammazione

I metodi diagnostici per l'infiammazione sono essenziali per identificare e quantificare la presenza di processi infiammatori nel corpo, soprattutto quando non sono evidenti segni o sintomi. Questi metodi forniscono dati cruciali che possono guidare le decisioni cliniche e aiutare a monitorare l'efficacia delle strategie terapeutiche e preventive.

Uno dei marker più comunemente misurati è la proteina C-reattiva (PCR), un indicatore di infiammazione acuta e cronica. Un livello elevato di PCR può indicare la presenza di infiammazione in qualche parte del corpo. Test più sensibili, come la PCR ad alta sensibilità (hs-PCR), possono rilevare anche livelli bassi di infiammazione, fornendo indicazioni sulla salute cardiovascolare e sulla possibile necessità di interventi preventivi.

Un altro marker di laboratorio importante è la velocità di sedimentazione degli eritrociti (VES), che misura la rapidità con cui i globuli rossi si depositano in un campione di sangue. Anche se non è specifico, un aumento della VES può suggerire la presenza di infiammazione. Inoltre, la conta dei globuli bianchi (WBC) può essere utilizzata per indicare una risposta immunitaria attiva, sebbene sia influenzata da una varietà di fattori.

I livelli sierici di alcune citochine pro-infiammatorie, come il fattore di necrosi tumorale (TNF) e le interleuchine (IL-1, IL-6), sono utili per valutare l'attività infiammatoria, soprattutto in condizioni come l'artrite reumatoide e altre malattie autoimmuni. La comprensione del ruolo di queste citochine ha portato allo sviluppo di terapie biologiche mirate che possono ridurre significativamente l'infiammazione nei pazienti affetti.

Gli acidi grassi omega-3 e alcuni antiossidanti nel sangue possono essere misurati come marker di infiammazione inversa, dato che hanno proprietà antinfiammatorie. Un basso rapporto di acidi grassi omega-3 rispetto agli omega-6 può indicare una maggiore tendenza all'infiammazione.

Oltre ai test di laboratorio, tecniche di imaging come la risonanza magnetica (MRI) e la tomografia computerizzata (CT) possono rivelare segni fisici di infiammazione in tessuti e organi. L'ecografia con power Doppler può essere utilizzata per rilevare l'infiammazione nei vasi sanguigni, mentre la PET (Tomografia a Emissione di Positroni) può identificare l'infiammazione metabolica attiva.

Per fornire una valutazione olistica, i medici possono combinare i risultati dei test con la valutazione dei sintomi, la storia clinica e l'esame fisico del paziente. Questo approccio integrato è particolarmente importante nell'infiammazione cronica, dove i segni clinici possono essere meno evidenti.

In conclusione, la gamma di metodi diagnostici disponibili per la rilevazione dell'infiammazione offre ai clinici strumenti potenti per il monitoraggio e la gestione dell'infiammazione. La loro applicazione può portare a una migliore comprensione della dinamica dell'infiammazione nel corpo e a interventi più mirati per ridurre l'infiammazione cronica e migliorare la salute complessiva. Con l'adeguata interpretazione dei risultati, si possono intraprendere passi concreti verso la riduzione dell'impatto dell'infiammazione sulla salute a lungo termine.

Capitolo 2: Fondamenti della Dieta Antinfiammatoria

2.1 Principi base della dieta antinfiammatoria

La dieta antinfiammatoria non è tanto una dieta nel senso tradizionale, quanto un modo di alimentarsi che pone al centro la salute a lungo termine. L'obiettivo è minimizzare i processi infiammatori nel corpo, che possono essere alla base di molte malattie croniche. Per ottenere ciò, i principi base della dieta antinfiammatoria si concentrano sull'abbondanza di cibi integrali e naturali, riducendo al contempo l'assunzione di alimenti elaborati e infiammatori.

Il primo principio chiave è aumentare il consumo di frutta e verdura, in particolare quelle a foglia verde e ricche di antiossidanti, come spinaci, cavoli e bacche, che hanno dimostrato di combattere l'infiammazione. Questi alimenti sono ricchi di vitamine, minerali, fibre e fitonutrienti, tutti componenti essenziali che supportano i processi di disintossicazione e riduzione dell'infiammazione del corpo.

Il secondo principio è includere proteine magre di alta qualità. Fonti come il pesce ricco di omega-3, come il salmone e le sardine, e altre proteine vegetali come legumi e tofu, sono preferibili rispetto alle carni rosse e lavorate. Le proteine sono fondamentali per la riparazione dei tessuti e il corretto funzionamento del sistema immunitario, e scegliere le giuste fonti può influire sull'infiammazione.

Il terzo principio è scegliere grassi salutari. I grassi monoinsaturi e polinsaturi, trovati nell'olio d'oliva, nelle noci e nei semi, non solo forniscono energia e supportano la salute cellulare, ma possono anche aiutare a ridurre l'infiammazione. Questi grassi sani sono anche una componente essenziale delle membrane cellulari e possono contribuire a regolare l'infiammazione nel corpo.

Il quarto principio è l'integrazione di cereali integrali. Cereali come farro, quinoa e avena sono ricchi di fibre, che possono aiutare a ridurre l'infiammazione promuovendo la salute intestinale e stabilizzando i livelli di zucchero nel sangue. Questi alimenti forniscono anche un'energia sostenuta e possono aiutare a mantenere un peso corporeo sano.

Il quinto principio è l'uso di erbe e spezie, non solo per migliorare il sapore degli alimenti ma anche per i loro benefici antinfiammatori. Curcuma, zenzero, aglio e rosmarino sono solo alcuni esempi di spezie con proprietà antinfiammatorie dimostrate.

Il sesto principio è limitare o eliminare il consumo di cibi che promuovono l'infiammazione, come zuccheri raffinati, cibi trasformati, grassi trans e carni lavorate. Questi alimenti possono contribuire all'infiammazione cronica e quindi dovrebbero essere consumati raramente o meglio ancora, evitati del tutto.

Adottare una dieta antinfiammatoria significa anche considerare le modalità di cottura. Metodi che preservano l'integrità e i nutrienti dei cibi, come la cottura a vapore, la cottura lenta e la grigliata, sono preferibili rispetto a fritture e cotture ad alta temperatura, che possono introdurre composti pro-infiammatori.

L'adozione di questi principi non solo può ridurre l'infiammazione, ma può anche migliorare la salute generale e il benessere. A partire da questi fondamenti, è possibile costruire un regime alimentare che non solo sostiene il corpo nel gestire l'infiammazione, ma contribuisce anche alla salute a lungo termine. Un'alimentazione ben pianificata, centrata sui macronutrienti giusti, può essere il prossimo passo per rafforzare ulteriormente il potenziale antinfiammatorio della dieta.

2.2 Macronutrienti e loro effetto sull'infiammazione

I macronutrienti, che comprendono carboidrati, proteine e grassi, sono i componenti della dieta che forniamo in maggiori quantità, e ognuno di essi ha un impatto significativo sull'infiammazione nel corpo.

I carboidrati sono spesso demonizzati, ma la verità è che il tipo e la qualità dei carboidrati consumati sono cruciali. Carboidrati complessi, come quelli trovati nei cereali integrali, nei legumi e nella maggior parte delle verdure, sono digeriti lentamente, provocando un rilascio graduale di glucosio nel sangue. Questo processo stabilizza i livelli di zucchero nel sangue e previene le risposte infiammatorie che possono derivare dai picchi di glucosio seguiti da ipoglicemia. Al contrario, i carboidrati semplici e raffinati, spesso presenti in alimenti elaborati e bevande zuccherate, possono accelerare i processi infiammatori, aumentando rapidamente il glucosio nel sangue e stimolando la liberazione di citochine pro-infiammatorie.

Le proteine sono fondamentali per la riparazione e la costruzione di nuovi tessuti, ma anche la loro fonte può influenzare l'infiammazione. Proteine provenienti da piante e pesci, in particolare quelli ricchi di acidi grassi omega-3, possono avere effetti antinfiammatori. Questi acidi grassi essenziali agiscono modulando la produzione di eicosanoidi, molecole simili agli ormoni che giocano un ruolo chiave nei processi infiammatori. D'altra parte, l'eccessivo consumo di carni rosse e lavorate, ricche di acidi grassi saturi e arachidonico, può favorire percorsi infiammatori.

I grassi, il terzo macronutriente, sono forse i più importanti in relazione all'infiammazione. Grassi monoinsaturi e polinsaturi, in particolare gli omega-3, sono riconosciuti per le loro proprietà antinfiammatorie. Al contrario, i grassi saturi e trans dovrebbero essere limitati poiché possono innescare l'infiammazione. Questi grassi "cattivi" sono spesso presenti in alimenti fritti, snack confezionati e fast food. Inoltre, è fondamentale mantenere un equilibrio tra gli acidi grassi omega-6 e omega-3. Un eccesso di omega-6 può promuovere l'infiammazione, mentre gli omega-3 tendono a essere antinfiammatori.

L'approccio a una dieta antinfiammatoria non si concentra solo sull'eliminazione dei cibi nocivi, ma anche sul potenziare il consumo di quelli che promuovono la salute, come fonti di grassi sani, proteine magre e carboidrati complessi. Questa attenzione ai macronutrienti aiuta a creare un ambiente interno meno favorevole all'infiammazione e più propenso alla salute e al benessere.

Inoltre, è importante considerare come i macronutrienti interagiscono con i micronutrienti e i fitonutrienti, che verranno esplorati nel prossimo punto. Questi componenti più piccoli ma potenti della dieta possono lavorare sinergicamente con i macronutrienti per ridurre l'infiammazione e promuovere la salute. Gli antiossidanti, per esempio, possono aiutare a neutralizzare i radicali liberi prodotti dai processi infiammatori, e le vitamine e i minerali possono sostenere il sistema immunitario e aiutare a moderare la risposta infiammatoria del corpo. Integrare la dieta con una varietà di questi nutrienti non solo potenzia l'effetto dei macronutrienti ma apre anche la strada a un approccio dietetico complessivamente più efficace per combattere l'infiammazione.

2.3 Micronutrienti chiave e fitonutrienti

I micronutrienti, che includono vitamine e minerali, e i fitonutrienti, composti vegetali con potenziali benefici per la salute, giocano un ruolo cruciale nel modulare l'infiammazione nel corpo. Essi offrono una vasta gamma di effetti protettivi contro l'infiammazione cronica, supportando le funzioni immunitarie, riducendo lo stress ossidativo e influenzando vari percorsi biochimici.

Le vitamine A, C, ed E sono potenti antiossidanti che aiutano a proteggere le cellule dai danni causati dai radicali liberi, prodotti come parte della normale risposta infiammatoria del corpo. La vitamina A, presente in alimenti come carote, patate dolci e verdure a foglia verde, è essenziale per il mantenimento delle difese immunitarie. La vitamina C, abbondante in frutta come agrumi, fragole e kiwi, sostiene la funzione immunitaria e può aiutare a ridurre la durata e l'intensità delle risposte infiammatorie. La vitamina E, trovata in noci, semi e oli vegetali, funge da antiossidante e può proteggere contro l'infiammazione, in particolare nel contesto delle malattie cardiovascolari.

I minerali come il selenio e lo zinco sono anch'essi importanti. Lo zinco, che si trova in alimenti come carne, semi di zucca e lenticchie, è noto per la sua capacità di supportare il sistema immunitario e modulare l'infiammazione. Il selenio, presente in noci del Brasile, semi di girasole e prodotti ittici, ha proprietà antiossidanti e può aiutare a proteggere contro il danno cellulare.

I fitonutrienti, che includono composti come i polifenoli, i carotenoidi e i flavonoidi, offrono una vasta gamma di effetti protettivi contro l'infiammazione. Questi composti sono presenti in grandi quantità in frutta, verdura, tè, caffè, cioccolato fondente e vino rosso. I flavonoidi, in particolare, sono stati studiati per i loro effetti antinfiammatori e sono presenti in alimenti come le mele, le cipolle, il tè verde e il cioccolato fondente. I carotenoidi, che includono beta-carotene, luteina e licopene, sono noti per le loro proprietà antiossidanti e si trovano in frutta e verdura colorata come pomodori, carote e peperoni.

Questi micronutrienti e fitonutrienti non solo combattono l'infiammazione direttamente, ma migliorano anche la salute generale, contribuendo a un sistema immunitario più forte e a una riduzione del rischio di malattie croniche. La loro efficacia è massimizzata quando assunti come parte di una dieta equilibrata, piuttosto che come integratori isolati, poiché in natura questi nutrienti lavorano in sinergia.

Il modo in cui il corpo elabora i carboidrati, in particolare l'indice glicemico e il carico glicemico degli alimenti, è un altro aspetto importante che influisce sull'infiammazione. Alimenti con un alto indice glicemico possono causare picchi di zucchero nel sangue e una risposta infiammatoria conseguente. Pertanto, comprendere il ruolo dell'indice glicemico e del carico glicemico, che verrà esaminato nel prossimo punto, è fondamentale per sviluppare un approccio dietetico complessivo che supporti la riduzione dell'infiammazione. Questa comprensione aiuterà a creare un regime alimentare che non solo si concentra sui singoli nutrienti ma anche sul modo in cui i cibi vengono metabolizzati e utilizzati dal corpo.

2.4 Il ruolo dell'indice glicemico e carico glicemico

L'indice glicemico (IG) e il carico glicemico (CG) sono concetti fondamentali nella comprensione di come i cibi influenzino il livello di zucchero nel sangue e, di conseguenza, l'infiammazione nel corpo. L'IG misura quanto velocemente un alimento aumenta il glucosio nel sangue dopo essere stato consumato, mentre il CG considera sia la velocità che la quantità di carboidrati in un alimento, offrendo una visione più completa del suo impatto sulla glicemia.

Alimenti con un alto IG, come pane bianco, bibite zuccherate, e snack trasformati, causano rapidi aumenti dei livelli di zucchero nel sangue. Questo picco induce il pancreas a produrre grandi quantità di insulina per abbassare la glicemia. Questo ciclo di picchi alti seguiti da cali rapidi può non solo portare alla resistenza all'insulina, un precursore del diabete di tipo 2, ma anche stimolare l'infiammazione. Quando i livelli di zucchero nel sangue sono costantemente elevati, il corpo produce citochine infiammatorie, che possono danneggiare i vasi sanguigni e altri tessuti.

D'altro canto, alimenti con un basso IG, come la maggior parte delle verdure, alcuni frutti, legumi e cereali integrali, causano un rilascio più lento e graduale di glucosio nel sangue. Questo aiuta a mantenere stabili i livelli di zucchero nel sangue e riduce il bisogno di grandi quantità di insulina. Una risposta insulinica moderata è meno probabile che provochi infiammazione e contribuisca a condizioni come l'obesità e le malattie cardiache.

Il CG di un alimento considera la quantità totale di carboidrati che esso contiene, non solo la rapidità con cui questi carboidrati aumentano la glicemia. Questo lo rende un indicatore più utile per comprendere l'impatto complessivo di un pasto o di una dieta sul controllo della glicemia. Per esempio, un alimento con un IG elevato ma con pochi carboidrati può avere un CG basso, il che significa che il suo impatto complessivo sulla glicemia è minore.

Nella gestione dell'infiammazione attraverso la dieta, è quindi importante selezionare alimenti con un IG basso o moderato e un CG contenuto. Questo approccio non solo aiuta a stabilizzare i livelli di zucchero nel sangue, ma può anche ridurre il rischio di sviluppare malattie croniche associate all'infiammazione sistemica.

Tuttavia, l'IG e il CG sono solo una parte del quadro più ampio. Altri fattori, come la presenza di fibre, proteine e grassi in un pasto, possono influenzare la risposta glicemica del corpo. Inoltre, è importante considerare come le reazioni individuali agli alimenti, comprese intolleranze alimentari, allergie e sensibilità, possano influenzare l'infiammazione. Questi aspetti saranno esplorati nel prossimo punto, dove si discuterà il ruolo delle intolleranze alimentari, delle allergie e delle sensibilità nel contribuire all'infiammazione e come la loro identificazione e gestione possano essere cruciali per un approccio dietetico antinfiammatorio efficace.

2.5 Intolleranze alimentari, allergie e sensibilità

Le intolleranze alimentari, le allergie e le sensibilità giocano un ruolo significativo nella dieta antinfiammatoria. A differenza delle allergie alimentari, che sono reazioni del sistema immunitario a specifiche proteine in un alimento e possono essere pericolose per la vita, le intolleranze e le sensibilità alimentari sono spesso meno gravi ma possono contribuire all'infiammazione cronica nel corpo.

Una intolleranza alimentare, come l'intolleranza al lattosio, deriva dalla mancanza di enzimi necessari per digerire certi componenti degli alimenti. Le sensibilità alimentari, d'altra parte, sono più difficili da definire e possono variare notevolmente tra gli individui. Alimenti comuni che spesso causano sensibilità includono il glutine, alcuni additivi alimentari, certi tipi di carboidrati fermentabili (FODMAP), e persino alcuni alimenti considerati sani, come i latticini o alcune verdure.

Il consumo di alimenti ai quali si è intolleranti o sensibili può portare a una serie di risposte infiammatorie nel corpo. I sintomi possono variare da disturbi gastrointestinali come gonfiore, gas e diarrea, a condizioni più sistemiche come affaticamento, nebbia mentale, e dolori articolari. Questi sintomi sono spesso un segno che il corpo sta combattendo una reazione infiammatoria a questi alimenti.

La gestione di queste sensibilità richiede inizialmente l'identificazione degli alimenti problematici. Ciò può essere fatto attraverso diari alimentari, test di eliminazione, e talvolta test medici. Una volta identificati gli alimenti problematici, possono essere ridotti o eliminati dalla dieta. Tuttavia, è importante assicurarsi che l'eliminazione di questi alimenti non comprometta l'assunzione equilibrata di nutrienti.

In alcuni casi, le sensibilità alimentari possono essere temporanee. Ad esempio, dopo un periodo di eliminazione e guarigione intestinale, alcune persone possono reintrodurre con successo alcuni alimenti senza riscontrare i sintomi precedenti. Questo è particolarmente vero per le sensibilità legate a problemi gastrointestinali, dove il ripristino della salute intestinale può ridurre significativamente la reattività agli alimenti.

La dieta antinfiammatoria si concentra sull'identificazione e l'eliminazione di alimenti che causano infiammazione nel corpo, che possono variare notevolmente tra le persone. Pertanto, comprendere le proprie sensibilità alimentari individuali è un passo importante verso la personalizzazione di una dieta che riduca l'infiammazione.

Dopo aver identificato gli alimenti che possono causare problemi, è utile concentrarsi sugli alimenti che dovrebbero essere favoriti per promuovere la salute e ridurre l'infiammazione. Questi includono una varietà di verdure, frutta, proteine magre e grassi sani. Il passaggio successivo, fornirà una guida dettagliata su quali alimenti includere e quali evitare per massimizzare i benefici antinfiammatori della dieta. Questa informazione sarà cruciale per chi cerca di ridurre l'infiammazione attraverso l'alimentazione, garantendo che la dieta sia non solo salutare ma anche sostenibile e piacevole.

2.6 Cibi da evitare e cibi da favorire

La scelta degli alimenti giusti è fondamentale nella dieta antinfiammatoria. Una corretta selezione dei cibi da evitare e da favorire può influenzare notevolmente la riduzione dell'infiammazione e il miglioramento della salute generale.

Cibi da Evitare:

- **Zuccheri raffinati e carboidrati semplici:** Alimenti come dolci, bibite zuccherate e prodotti da forno con farine raffinate possono causare picchi di zucchero nel sangue e innescare processi infiammatori.
- **Grassi trans e saturi:** Presenti in cibi fritti, fast food, e in alcuni prodotti da forno, questi grassi possono aumentare l'infiammazione e il rischio di malattie cardiache.
- **Carni rosse e lavorate:** Il consumo eccessivo di carne rossa e lavorata è stato collegato all'aumento dell'infiammazione e ad un rischio maggiore di malattie croniche.
- **Alimenti lavorati e confezionati:** Spesso ricchi di additivi, conservanti e aromi artificiali, questi alimenti possono disturbare l'equilibrio intestinale e promuovere l'infiammazione.

- **Alcol:** Un consumo eccessivo di alcol può danneggiare il fegato e alterare l'equilibrio immunitario, contribuendo all'infiammazione.

Cibi da Favorire:

- **Frutta e Verdura Colorate:** Sono ricche di antiossidanti, vitamine e minerali, che possono ridurre l'infiammazione. Frutti come bacche, mele e agrumi, e verdure come spinaci, cavolo e peperoni sono particolarmente benefici.
- **Proteine magre:** Fonti come il pesce ricco di omega-3 (salmone, sardine), pollame, legumi e tofu possono fornire proteine essenziali senza i grassi che promuovono l'infiammazione.
- **Grassi sani:** Olii come l'olio extravergine di oliva, noci, semi e avocado contengono grassi monoinsaturi e omega-3 che possono ridurre l'infiammazione.
- **Cereali integrali:** Alimenti come l'avena, la quinoa e il farro hanno un indice glicemico basso e sono ricchi di fibre, che possono aiutare a stabilizzare i livelli di zucchero nel sangue e ridurre l'infiammazione.
- **Erbe e spezie:** Curcuma, zenzero, aglio, cannella e rosmarino non solo aggiungono sapore ai piatti, ma hanno anche proprietà antinfiammatorie note.

Incorporare questi cibi nella dieta quotidiana e ridurre o eliminare quelli pro-infiammatori può avere un impatto significativo sulla salute. È importante ricordare che l'approccio alla dieta antinfiammatoria non è solo una questione di evitare determinati cibi, ma piuttosto di creare un equilibrio nutrizionale che supporti il corpo nella gestione dell'infiammazione.

Un approccio equilibrato, che consideri sia i cibi da evitare sia quelli da favorire, è la chiave per una dieta antinfiammatoria efficace. Questo approccio non solo riduce l'infiammazione, ma promuove anche una salute complessiva migliore, sostenendo sistemi corporei come il cuore, il cervello e il sistema immunitario. Questi principi alimentari possono essere facilmente incorporati nella vita quotidiana, fornendo una base solida per una dieta sana e antinfiammatoria che può essere personalizzata in base alle esigenze e preferenze individuali.

Capitolo 3: Alimentazione e Sistema Immunitario

3.1 La connessione intestino-sistema immunitario

La connessione tra l'intestino e il sistema immunitario è una delle relazioni più significative e complesse nel corpo umano. Essa gioca un ruolo cruciale nella salute generale e particolarmente nella risposta infiammatoria. L'intestino non è solo il centro della digestione, ma è anche una sede principale dell'immunità, ospitando circa il 70-80% delle cellule immunitarie del corpo.

Questo collegamento si basa su diversi meccanismi. In primo luogo, la barriera intestinale funge da prima linea di difesa contro i patogeni. Costituita da cellule epiteliali strette e strati di muco, questa barriera protegge l'organismo da agenti esterni potenzialmente dannosi. Un'integrità compromessa della barriera intestinale, spesso riferita come "intestino permeabile", può permettere a batteri, tossine e altri antigeni di "trapelare" nel flusso sanguigno, innescando una risposta immunitaria e infiammatoria.

Le cellule immunitarie nell'intestino sono in costante comunicazione con la microflora intestinale, un complesso ecosistema di batteri che risiedono nel tratto gastrointestinale. Questi microbi non solo aiutano nella digestione, ma anche educano e modulano il sistema immunitario. Ad esempio, alcune specie batteriche sono note per indurre la produzione di immunoglobuline A (IgA), anticorpi che giocano un ruolo cruciale nella protezione delle mucose.

Un equilibrio sano della microflora intestinale è essenziale per mantenere l'integrità della barriera intestinale e un sistema immunitario funzionante. Un disequilibrio, noto come disbiosi, può portare a una maggiore suscettibilità alle infezioni, a una disfunzione immunitaria e a una maggiore propensione all'infiammazione. Fattori come una dieta povera, stress, uso di antibiotici e altre condizioni possono alterare la composizione della microflora intestinale, influenzando negativamente la salute immunitaria.

L'importanza della connessione intestino-sistema immunitario si estende oltre la difesa dalle infezioni. Si ritiene che giochi un ruolo nella patogenesi di diverse malattie infiammatorie e autoimmuni, come la malattia infiammatoria intestinale, il diabete di tipo 1 e la sclerosi multipla. La comprensione di questa connessione ha anche portato a nuove prospettive sul trattamento di queste condizioni.

Per sostenere una sana connessione intestino-sistema immunitario, l'attenzione si rivolge spesso ai probiotici e prebiotici. I probiotici, che sono microrganismi vivi benefici, e i prebiotici, che sono fibre alimentari che fungono da "cibo" per i batteri buoni, possono aiutare a ristabilire e mantenere un equilibrio sano della microflora intestinale. Questo sarà esplorato più a fondo nel prossimo punto, dove discuteremo il ruolo specifico dei probiotici e dei prebiotici come alleati della salute intestinale e immunitaria, e come la loro inclusione nella dieta può avere un impatto positivo sulla riduzione dell'infiammazione e sul miglioramento del benessere generale.

3.2 Probiotici e prebiotici: alleati della salute

I probiotici e i prebiotici sono elementi fondamentali nel sostegno della salute intestinale e, di conseguenza, del sistema immunitario. La loro azione sinergica aiuta a mantenere un equilibrio salutare della flora intestinale, che è cruciale per la salute generale e particolarmente per la regolazione dell'infiammazione.

Probiotici: I probiotici sono microrganismi vivi che, quando assunti in quantità adeguata, conferiscono benefici per la salute dell'ospite. Essi sono comunemente trovati in alimenti fermentati come lo yogurt, il kefir, il kimchi, il miso e i crauti. I ceppi più studiati di probiotici appartengono ai generi Lactobacillus e Bifidobacterium. Questi microrganismi lavorano in diversi modi: rafforzano la barriera intestinale, competono con i patogeni per spazio e nutrimento, modulano il sistema immunitario e possono anche produrre composti che hanno effetti diretti anti-infiammatori.

I probiotici sono particolarmente noti per la loro capacità di ripristinare l'equilibrio della flora intestinale dopo un disturbo, come quello causato da un trattamento antibiotico. Assumendo probiotici, è possibile ridurre la durata e la gravità delle infezioni intestinali e migliorare condizioni come l'irritabilità intestinale e l'eczema.

Prebiotici: I prebiotici, d'altra parte, sono composti non digeribili presenti negli alimenti che stimolano la crescita e/o l'attività di microrganismi benefici nel colon. Essi sono essenzialmente "alimenti" per i probiotici. Fonti comuni di prebiotici includono fibre alimentari come inulina, frutto-oligosaccaridi (FOS) e galatto-oligosaccaridi (GOS) presenti in alimenti come aglio, cipolle, asparagi, banane e cereali integrali.

Il consumo regolare di prebiotici può migliorare l'assorbimento di minerali importanti come il calcio e il magnesio, può ridurre il rischio di malattie gastro-intestinali e può anche avere un effetto positivo su parametri metabolici come la riduzione del colesterolo LDL e una migliore gestione della glicemia.

La combinazione di probiotici e prebiotici, nota come "simbiotici", può essere particolarmente efficace. Insieme, creano un ambiente favorevole per una flora intestinale sana, che a sua volta ha un impatto positivo sulla salute del sistema immunitario e sulla riduzione dell'infiammazione. Mantenere un intestino sano attraverso l'uso di probiotici e prebiotici è dunque un approccio chiave nella dieta antinfiammatoria.

Oltre ai probiotici e ai prebiotici, altri alimenti funzionali possono sostenere il sistema immunitario e la salute generale. Questi includono antiossidanti, acidi grassi omega-3, vitamine e minerali. Questi alimenti non solo offrono un supporto diretto al sistema immunitario, ma migliorano anche la biodisponibilità e l'efficacia dei probiotici e dei prebiotici, contribuendo a una strategia dietetica complessiva per il sostegno immunitario e la riduzione dell'infiammazione.

3.3 Alimenti funzionali per il sostegno immunitario

Gli alimenti funzionali per il sostegno immunitario sono quelli che offrono benefici per la salute al di là del loro valore nutritivo di base. Questi alimenti contengono nutrienti e composti bioattivi che possono aiutare a rafforzare il sistema immunitario e a ridurre l'infiammazione. La loro integrazione nella dieta quotidiana è un aspetto fondamentale di un approccio alimentare antinfiammatorio e di promozione della salute.

Frutta e Verdura Ricche di Antiossidanti: Alimenti come bacche, agrumi, carote, spinaci e peperoni sono ricchi di vitamine C ed E, beta-carotene e altri antiossidanti. Gli antiossidanti combattono i danni dei radicali liberi, che possono compromettere il sistema immunitario. Inoltre, molti di questi alimenti hanno proprietà antinfiammatorie naturali.

- **Alimenti Ricchi di Omega-3:** I grassi omega-3, trovati in abbondanza nel pesce grasso come salmone, sgombro e sardine, nonché in semi di lino, semi di chia e noci, sono noti per le loro proprietà antinfiammatorie. Gli omega-3 possono modulare l'attività delle cellule immunitarie e sono particolarmente utili nella riduzione dell'infiammazione cronica.

- **Alimenti con Probiotici:** Come discusso in precedenza, yogurt, kefir, kimchi, crauti e miso contengono batteri benefici che supportano la salute intestinale. Un intestino sano è fondamentale per un sistema immunitario efficiente, poiché una grande parte delle cellule immunitarie risiede nell'intestino.

- **Alimenti Ricchi di Zinco:** Lo zinco è un minerale essenziale per il funzionamento del sistema immunitario. Alimenti come semi di zucca, carne magra, frutti di mare e legumi sono ottime fonti di zinco. Lo zinco non solo supporta la funzione delle cellule immunitarie ma aiuta anche a ridurre l'infiammazione.

- **Alimenti con Vitamina D:** La vitamina D, che può essere trovata in alimenti come olio di fegato di merluzzo, pesce grasso e tuorlo d'uovo, è cruciale per il funzionamento del sistema immunitario. La vitamina D aiuta a regolare le risposte immunitarie e ha mostrato proprietà antinfiammatorie.

- **Erbe e Spezie:** Erbe e spezie come aglio, zenzero, curcuma e rosmarino non solo aggiungono sapore ai pasti, ma possono anche avere effetti benefici sul sistema immunitario. La curcuma, per esempio, contiene curcumina, un composto con potenti proprietà antinfiammatorie.

L'assunzione di questi alimenti funzionali può aiutare a supportare e modulare il sistema immunitario, riducendo il rischio di infezioni e malattie e controllando l'infiammazione cronica. Tuttavia, è importante ricordare che questi alimenti dovrebbero essere parte di una dieta equilibrata e varia, piuttosto che essere visti come rimedi singoli.

La modulazione del sistema immunitario attraverso la dieta non si limita solo a selezionare cibi specifici; è anche una questione di bilanciare l'apporto di nutrienti e comprendere come diversi componenti alimentari interagiscono tra loro e con il corpo. Questo sarà ulteriormente esplorato nel prossimo punto, dove discuteremo come la dieta nel suo insieme può essere ottimizzata per supportare e modulare il sistema immunitario, offrendo un approccio più olistico alla salute e al benessere.

3.4 Modulazione del sistema immunitario attraverso la dieta

La modulazione del sistema immunitario attraverso la dieta è un aspetto fondamentale per mantenere una buona salute e prevenire le malattie. Un sistema immunitario ben funzionante è essenziale per proteggere il corpo da infezioni, allergie e malattie croniche, tra cui quelle infiammatorie. La dieta gioca un ruolo chiave nel modulare la risposta immunitaria del corpo, fornendo i nutrienti necessari per il suo corretto funzionamento e influenzando la composizione della microflora intestinale.

Equilibrio dei Macronutrienti:
Una dieta equilibrata che include un adeguato apporto di carboidrati, proteine e grassi è cruciale per il sistema immunitario. I carboidrati

complessi forniscono energia costante, le proteine sono essenziali per la costruzione e la riparazione delle cellule immunitarie, e i grassi sani, in particolare gli acidi grassi omega-3, hanno proprietà anti-infiammatorie che possono aiutare a regolare la risposta immunitaria.

Vitamine e Minerali:

La dieta deve includere un'abbondanza di vitamine e minerali, che sono essenziali per il mantenimento della funzione immunitaria. La vitamina C, ad esempio, è un potente antiossidante che aiuta nella prevenzione delle infezioni. La vitamina D e lo zinco sono noti per la loro capacità di migliorare la risposta immunitaria e modulare l'infiammazione. Il ferro, il selenio e le vitamine del gruppo B supportano anche il sistema immunitario in modi diversi.

Fibre e Prebiotici:

Un elevato apporto di fibre, attraverso frutta, verdura e cereali integrali, è importante per la salute del microbioma intestinale. Le fibre fungono da prebiotici, nutrendo i batteri benefici nell'intestino, che a loro volta influenzano positivamente il sistema immunitario. Un intestino sano è fondamentale per un sistema immunitario efficiente, poiché gran parte delle cellule immunitarie del corpo si trova nell'intestino.

Alimenti Antinfiammatori:

Includere alimenti antinfiammatori nella dieta è un altro aspetto cruciale. Alimenti ricchi di antiossidanti, come frutta e verdura colorate, noci, semi e spezie come zenzero e curcuma, possono aiutare a ridurre l'infiammazione cronica nel corpo, che è alla base di molte malattie croniche.

Evitare Alimenti Pro-infiammatori:

Allo stesso modo, è importante evitare o limitare il consumo di alimenti che possono stimolare l'infiammazione. Questi includono cibi ricchi di grassi saturi, zuccheri raffinati e carboidrati semplici, oltre ad alimenti ultra-lavorati e con additivi chimici.

Idratazione:
L'acqua gioca anche un ruolo nella funzione immunitaria. Mantenere una buona idratazione aiuta a trasportare i nutrienti nelle cellule, rimuovere le tossine dal corpo e produrre linfa, che circola attraverso il sistema immunitario.

In conclusione, attraverso una dieta attentamente pianificata che modula l'apporto di nutrienti essenziali e favorisce gli alimenti antinfiammatori, è possibile sostenere e migliorare la funzione del sistema immunitario. Questo approccio dietetico, combinato con uno stile di vita sano, può avere un impatto significativo sulla riduzione del rischio di malattie infiammatorie e sulla promozione della salute generale. Il prossimo punto focalizzerà specificamente sui cibi antinfiammatori e sul loro meccanismo d'azione, esplorando come questi alimenti possano essere incorporati nella dieta quotidiana per massimizzare i benefici per la salute.

3.5 Cibi antinfiammatori e loro meccanismo d'azione

I cibi antinfiammatori sono un elemento cardine nella lotta contro l'infiammazione cronica, una condizione silenziosa ma potenzialmente pericolosa che sta alla base di molte malattie moderne. Questi alimenti non solo offrono una vasta gamma di nutrienti essenziali, ma agiscono anche attraverso specifici meccanismi biochimici per ridurre l'infiammazione nel corpo.

Acidi Grassi Omega-3:

Gli acidi grassi Omega-3, trovati in abbondanza in pesci grassi come salmone, sgombro e sardine, e in fonti vegetali come semi di lino, chia e noci, hanno potenti proprietà antinfiammatorie. Questi grassi influenzano la produzione di eicosanoidi, molecole simili agli ormoni, riducendo la produzione di quelle pro-infiammatorie. Gli Omega-3 possono anche diminuire la produzione di citochine infiammatorie e enzimi come la ciclossigenasi, che sono coinvolti nei processi infiammatori.

Polifenoli:

I polifenoli, presenti in frutta, verdura, tè, caffè e cioccolato fondente, hanno un'azione antiossidante e antinfiammatoria. In particolare, la curcumina trovata nella curcuma e il resveratrolo presente nell'uva rossa e nel vino rosso, possono ridurre l'infiammazione inibendo fattori di trasduzione del segnale e percorsi infiammatori a livello cellulare.

Fibre e Prebiotici:

Le fibre alimentari, in particolare i prebiotici presenti in alimenti come aglio, cipolle e asparagi, supportano la salute del microbioma intestinale. Un intestino sano è fondamentale per ridurre l'infiammazione sistemica, poiché un microbioma equilibrato può produrre acidi grassi a catena corta, come il butirrato, che hanno proprietà antinfiammatorie.

Vitamine e Minerali Antiossidanti:

Vitamine come la vitamina C ed E, minerali come il selenio e lo zinco, presenti in frutta e verdura colorate, noci e semi, hanno un'azione antiossidante che combatte lo stress ossidativo, uno dei fattori che contribuiscono all'infiammazione. Questi antiossidanti neutralizzano i radicali liberi, riducendo il danno cellulare e l'infiammazione.

<u>Erbe e Spezie:</u>
Erbe e spezie, inclusi zenzero, aglio, rosmarino, e basilico, contengono composti bioattivi che possono ridurre l'infiammazione. Questi alimenti possono inibire la produzione di citochine pro-infiammatorie e enzimi come la ciclossigenasi e la lipossigenasi, che sono coinvolti nei processi infiammatori.

Questi cibi antinfiammatori offrono un approccio naturale ed efficace per combattere l'infiammazione cronica e supportare la salute generale. Integrare regolarmente questi alimenti nella dieta può aiutare a ridurre l'infiammazione e a sostenere un sistema immunitario forte e funzionale.

Capitolo 4: Disintossicare il Corpo

4.1 Tossine ambientali e alimentari e loro impatto

L'esposizione alle tossine ambientali e alimentari è una realtà inevitabile della vita moderna e ha un impatto significativo sulla salute umana, in particolare sul processo di infiammazione. Queste tossine possono provenire da molteplici fonti e assumere varie forme, influenzando negativamente il corpo umano a diversi livelli.

Tossine Ambientali:
Le tossine ambientali includono una vasta gamma di sostanze chimiche e agenti inquinanti presenti nell'aria, nell'acqua e nel suolo. Questi includono metalli pesanti come mercurio, piombo e cadmio, PCB (policlorobifenili), pesticidi, erbicidi e plastificanti come il bisfenolo A (BPA). L'esposizione cronica a queste sostanze, anche a bassi livelli, può portare a un accumulo nel corpo, con conseguente stress ossidativo e infiammazione. Questi agenti possono disturbare il delicato equilibrio ormonale, danneggiare il sistema nervoso, compromettere il sistema immunitario e aumentare il rischio di malattie croniche come il cancro, malattie cardiovascolari e disturbi neurologici.

Tossine Alimentari:
Le tossine alimentari includono non solo contaminanti come residui di pesticidi, antibiotici e ormoni presenti in alcuni prodotti alimentari, ma anche sostanze naturalmente presenti in alcuni cibi o formate durante la lavorazione e la cottura. Per esempio, l'acrilamide, una sostanza cancerogena, si forma in cibi ricchi di carboidrati cotti ad alte temperature. Anche alcuni tipi di muffe producono micotossine, come l'aflatossina, che possono essere presenti in cibi mal conservati.

Inoltre, i conservanti, i coloranti e gli additivi artificiali presenti in molti cibi trasformati possono avere effetti pro-infiammatori e tossici sul corpo. Questi composti possono alterare la flora intestinale e interferire con le normali funzioni metaboliche e immunitarie.

<u>Impatto sul Corpo:</u>
Queste sostanze tossiche possono sovraccaricare i sistemi di disintossicazione del corpo, in particolare il fegato, che è il principale organo di detossificazione. Un sovraccarico tossico può portare a un'infiammazione cronica, poiché il corpo cerca di combattere e neutralizzare queste sostanze. Questo processo di infiammazione continua può danneggiare i tessuti e gli organi, contribuendo allo sviluppo di malattie croniche.

Inoltre, l'accumulo di tossine può influenzare negativamente il sistema endocrino, causando squilibri ormonali che possono influire su vari aspetti della salute, come il metabolismo, la funzione riproduttiva e la risposta allo stress.

La consapevolezza dell'impatto di queste tossine ambientali e alimentari è il primo passo per ridurre l'esposizione e gestire i loro effetti sul corpo. Il passaggio successivo, "4.2 Principi di disintossicazione alimentare", esplorerà come si può attivamente supportare i processi di detossificazione del corpo attraverso scelte alimentari e stili di vita consapevoli. Questo include la scelta di alimenti che supportano il fegato e altri organi di detossificazione, nonché strategie per ridurre l'esposizione alle tossine sia nell'ambiente che nella catena alimentare. Implementare questi principi può aiutare a ridurre il carico tossico complessivo, favorendo così una riduzione dell'infiammazione e un miglioramento della salute generale.

4.2 Principi di disintossicazione alimentare

La disintossicazione alimentare è un processo essenziale per mantenere o ripristinare la salute del corpo, soprattutto in un ambiente moderno carico di sostanze tossiche. I principi di disintossicazione alimentare si focalizzano sul supportare i sistemi naturali di detossificazione del corpo, in particolare il fegato, i reni e l'intestino, attraverso scelte alimentari consapevoli.

Ridurre l'Esposizione a Tossine Alimentari:

Il primo passo nella disintossicazione alimentare è ridurre l'esposizione a tossine. Ciò include evitare alimenti trasformati e confezionati che contengono additivi, conservanti e coloranti artificiali. È anche importante limitare il consumo di carni lavorate e ridurre l'esposizione a residui di pesticidi e fertilizzanti, preferendo, quando possibile, cibi biologici.

Incrementare Alimenti Ricchi di Antiossidanti:

Gli antiossidanti aiutano a proteggere le cellule dai danni causati dai radicali liberi, che sono un sottoprodotto del metabolismo e possono aumentare in seguito all'esposizione a tossine. Alimenti ricchi di antiossidanti, come bacche, verdure a foglia verde, noci e semi, dovrebbero essere una parte importante della dieta di disintossicazione.

Supportare il Fegato:

Il fegato è l'organo principale di disintossicazione nel corpo. Alimenti che supportano la salute del fegato includono aglio, cipolla, barbabietole, carciofi, curcuma e agrumi. Questi alimenti forniscono composti che aiutano a migliorare la capacità del fegato di elaborare ed eliminare le tossine.

Promuovere la Salute Intestinale:
Un intestino sano è fondamentale per un'efficace disintossicazione. Alimenti ricchi di fibre, come verdure, frutta, legumi e cereali integrali, aiutano a mantenere un regolare transito intestinale e a eliminare le tossine attraverso le feci. Alimenti fermentati e ricchi di probiotici, come yogurt, kefir e crauti, possono anche aiutare a mantenere un equilibrio sano della flora intestinale.

Idratazione:
L'acqua è essenziale per la disintossicazione, aiutando a eliminare le tossine attraverso i reni e mantenendo il corpo idratato e funzionale. L'assunzione adeguata di liquidi, compresi acqua e tè, è cruciale in una dieta di disintossicazione.

Limitare Alcol e Caffeina:
L'alcol e la caffeina possono essere stressanti per il fegato e i reni; quindi, è consigliabile limitarne il consumo durante un processo di disintossicazione. Optare per tisane detox o acqua con limone può essere un'alternativa benefica.

Includere Alimenti Alcalinizzanti:
Alimenti che aiutano a bilanciare il pH del corpo, come verdure a foglia verde, cetrioli e sedano, possono supportare il processo di disintossicazione, contribuendo a neutralizzare l'ambiente acido che favorisce l'accumulo di tossine.

Questi principi di disintossicazione alimentare sono solo l'inizio di un processo di pulizia più ampio e completo. Il prossimo punto, "4.3 Alimenti e pratiche per una disintossicazione efficace", esplorerà ulteriormente come integrare questi principi nella vita quotidiana, fornendo specifiche raccomandazioni alimentari e pratiche che possono essere adottate per supportare il corpo nel suo processo di disintossicazione. Questa integrazione aiuterà a garantire che la disintossicazione non sia solo un evento isolato, ma una parte integrante di uno stile di vita sano e consapevole.

4.3 Alimenti e pratiche per una disintossicazione efficace

Integrare nella dieta alimenti e pratiche specifiche per la disintossicazione è un modo efficace per supportare i processi naturali di purificazione del corpo. Questo approccio non solo aiuta a ridurre l'accumulo di tossine ma contribuisce anche a migliorare la salute generale, l'energia e il benessere.

<u>Alimenti Detox:</u>

- **<u>Frutta e Verdura Fresca:</u>** Sono ricche di vitamine, minerali, antiossidanti e fibre. Frutta come mele, bacche e agrumi, e verdure come cavolo, spinaci e barbabietole, sono particolarmente utili per la loro capacità di supportare la disintossicazione del fegato e migliorare la funzione intestinale.
- **<u>Alimenti Ricchi di Fibre:</u>** Le fibre aiutano a regolare il transito intestinale e facilitano l'eliminazione delle tossine. Legumi, cereali integrali, semi di lino e chia sono eccellenti fonti di fibre.
- **<u>Erbe e Spezie Detox:</u>** Curcuma, coriandolo, aglio e zenzero sono noti per le loro proprietà depurative e stimolanti per il fegato.
- **<u>Tè Verde e Tisane:</u>** Il tè verde è ricco di antiossidanti catechine, che supportano la funzione epatica. Tisane come tarassaco, cardo mariano e ortica hanno proprietà diuretiche e depurative.
- **<u>Acqua e Liquidi:</u>** L'idratazione è fondamentale per la disintossicazione. Acqua, acqua al limone e succhi freschi naturali aiutano a eliminare le tossine attraverso i reni.

<u>**Pratiche di Disintossicazione:**</u>

- <u>**Digiuno e Dieta Liquida:**</u> Il digiuno intermittente o le diete liquide a base di succhi e brodi possono dare al sistema digestivo una pausa, permettendo al corpo di focalizzarsi sulla disintossicazione e riparazione.
- <u>**Esercizio Fisico Regolare:**</u> L'attività fisica stimola la circolazione e la sudorazione, entrambi meccanismi efficaci per eliminare le tossine.
- <u>**Saune e Bagni Detox:**</u> Le saune possono promuovere la sudorazione e aiutare nell'eliminazione delle tossine. I bagni detox con sali Epsom o bicarbonato di sodio possono anche sostenere il processo di purificazione.
- <u>**Massaggi e Tecniche di Bodywork:**</u> Massaggi e tecniche come il drenaggio linfatico possono stimolare il sistema linfatico, un componente chiave nel processo di disintossicazione del corpo.
- <u>**Respirazione e Rilassamento:**</u> Pratiche di respirazione profonda e tecniche di rilassamento aiutano a ridurre lo stress, che può influenzare negativamente la capacità del corpo di disintossicarsi.

<u>**Consigli per l'Integrazione nella Vita Quotidiana:**</u>

- Iniziare gradualmente, introducendo alimenti detox nella dieta quotidiana.
- Prestare attenzione ai segnali del corpo e adeguare l'approccio di disintossicazione in base alle proprie esigenze.
- Evitare eccessi e pratiche estreme che potrebbero stressare il corpo.
- Mantenere un equilibrio nutrizionale, assicurandosi di ottenere tutti i macronutrienti e micronutrienti essenziali.

Queste pratiche possono essere integrate in un piano di disintossicazione sia a breve che a lungo termine. Nel prossimo punto verranno esplorate le strategie per implementare efficacemente queste pratiche in piani di disintossicazione personalizzati, adeguati alla durata e agli obiettivi specifici, mantenendo sempre un approccio equilibrato e sostenibile alla salute.

4.4 Piani di disintossicazione: breve termine vs lungo termine

I piani di disintossicazione possono variare notevolmente in termini di durata e intensità, con approcci a breve e lungo termine che offrono benefici diversi. La scelta tra un piano di disintossicazione a breve o a lungo termine dipenderà dagli obiettivi di salute specifici, dalla condizione fisica attuale e dalle esigenze individuali.

Piani di Disintossicazione a Breve Termine:

I piani di disintossicazione a breve termine di solito durano da un giorno a una settimana. Sono spesso più intensi e possono includere digiuni, diete a base di succhi o di brodi, o l'eliminazione di determinati gruppi alimentari. L'obiettivo è dare al corpo una pausa dal processare cibi pesanti o potenzialmente nocivi, permettendo al sistema digestivo di riposare e facilitando l'eliminazione delle tossine.

Benefici:

- Ripristino rapido del sistema digestivo.
- Riduzione dell'infiammazione e del gonfiore.
- Miglioramento dell'energia e della chiarezza mentale.

Considerazioni:

- Non adatto a tutti, specialmente a persone con condizioni mediche preesistenti.
- Può causare effetti collaterali temporanei come mal di testa, irritabilità o stanchezza.
- Richiede un ritorno graduale alla normale alimentazione per evitare stress al sistema digestivo.

Piani di Disintossicazione a Lungo Termine:

I piani a lungo termine si concentrano su cambiamenti alimentari sostenibili e abitudini di vita salutari. Questi piani possono durare da diverse settimane a mesi e sono tipicamente meno restrittivi. L'accento è posto sull'integrazione di alimenti ricchi di nutrienti, antiossidanti e fibre, oltre a pratiche che supportano la disintossicazione come l'esercizio regolare e una corretta idratazione.

Benefici:

- Miglioramento graduale ma sostenibile della salute digestiva e immunitaria.
- Riduzione a lungo termine dell'esposizione a tossine alimentari e ambientali.
- Miglioramento della salute generale e riduzione del rischio di malattie croniche.

Considerazioni:

- Richiede un impegno costante e cambiamenti a lungo termine nello stile di vita.
- Più facile da integrare nella vita quotidiana.

- Meno probabilità di effetti collaterali acuti rispetto ai piani a breve termine.

In entrambi i tipi di piani di disintossicazione, è cruciale ascoltare il proprio corpo e adattare il piano in base alle proprie reazioni e bisogni. È anche importante consultare un professionista sanitario, specialmente per chi ha condizioni mediche preesistenti o per chi sta considerando piani di disintossicazione più intensi.

4.5 Gestione degli effetti collaterali e sintomi da disintossicazione

La disintossicazione, sebbene benefica, può a volte portare a effetti collaterali e sintomi scomodi, soprattutto nelle fasi iniziali. Questi effetti sono spesso il risultato del corpo che si adatta alla riduzione delle tossine e possono variare da lievi a moderati. È importante riconoscere e gestire correttamente questi sintomi per assicurare una disintossicazione sicura ed efficace.

Tipici Effetti Collaterali della Disintossicazione:

- **Fatica e Mal di Testa:** Spesso risultano dal ritiro da caffeina, zucchero e altri stimolanti.
- **Disturbi Digestivi:** Come gonfiore, gas o irregolarità intestinale, possono verificarsi con il cambiamento della dieta.
- **Variazioni dell'Umore:** Irritabilità o ansia possono manifestarsi come reazioni al cambiamento delle abitudini alimentari.
- **Sintomi Simili all'Influenza:** Alcuni possono sperimentare sintomi come naso che cola, tosse o febbre lieve come parte della risposta immunitaria del corpo.

Strategie per Gestire gli Effetti Collaterali:

- **Idratazione Adeguata:** Bere molta acqua aiuta a facilitare l'eliminazione delle tossine e riduce la fatica e i mal di testa.
- **Riposo Adeguato:** Assicurarsi un sonno sufficiente e di qualità supporta il processo di guarigione del corpo.
- **Gradualità nel Cambiamento Alimentare:** Introdurre cambiamenti dietetici gradualmente aiuta a minimizzare shock e stress al sistema digestivo.
- **Attività Fisica Leggera:** Esercizi leggeri come camminare o lo yoga possono alleviare lo stress e migliorare il benessere.
- **Supporto Emotivo:** Parlarne con amici o un professionista può aiutare a gestire le variazioni dell'umore.
- **Rimedi Naturali:** Tisane, come camomilla o zenzero, possono alleviare disturbi digestivi e promuovere il relax.

Ascoltare il Proprio Corpo:

È fondamentale ascoltare il proprio corpo durante la disintossicazione. Se gli effetti collaterali diventano gravi o insostenibili, può essere necessario rallentare il processo o consultare un professionista sanitario.

Importanza della Moderazione:

Evitare approcci estremi o restrittivi alla disintossicazione. Dieta e stili di vita equilibrati sono cruciali per minimizzare gli effetti collaterali e massimizzare i benefici.

Post-Disintossicazione:

Dopo una disintossicazione, è importante reintrodurre gradualmente gli alimenti e mantenere buone abitudini alimentari per sostenere i benefici a lungo termine.

Il passaggio successivo nel processo di disintossicazione si concentra sul mantenere un corpo pulito attraverso abitudini quotidiane. Nel punto successivo,esploreremo come integrare pratiche di disintossicazione nella vita di tutti i giorni, includendo scelte alimentari sane, gestione dello stress, esercizio fisico regolare e un'adeguata idratazione. Queste pratiche non solo aiutano a prolungare i benefici della disintossicazione, ma contribuiscono anche a una migliore salute generale e a una maggiore vitalità.

4.6 Mantenere un corpo pulito: abitudini quotidiane

Mantenere un corpo pulito e ridurre l'esposizione alle tossine è un obiettivo continuo che richiede un impegno quotidiano verso uno stile di vita sano e consapevole. L'adozione di abitudini quotidiane per promuovere la disintossicazione naturale del corpo può avere un impatto significativo sulla salute generale e sul benessere. Queste pratiche includono scelte alimentari, gestione dello stress, esercizio fisico e altre routine quotidiane.

<u>Alimentazione Consapevole:</u>

- **Preferire Alimenti Biologici:** Ridurre l'esposizione a pesticidi e sostanze chimiche scegliendo alimenti biologici quando possibile.
- **Limitare Alimenti Processati e Fast Food:** Questi alimenti spesso contengono additivi e conservanti che possono sovraccaricare il sistema di disintossicazione del corpo.

- **Includere Alimenti Ricchi di Antiossidanti e Fibre:** Frutta e verdura fresca, cereali integrali e legumi contribuiscono alla disintossicazione naturale.
- **Uso Moderato di Alcol e Caffeina:** Un consumo eccessivo può sovraccaricare il fegato e interferire con il processo di disintossicazione.

Idratazione Adeguata:

- **Bere Acqua Regolarmente:** L'acqua aiuta a eliminare le tossine attraverso i reni e supporta tutte le funzioni del corpo.
- **Tisane Detox:** Bevande come tè verde, dente di leone e tarassaco possono supportare la funzione epatica e renale.

Esercizio Fisico Regolare:

- **Attività Aerobica:** Esercizi come camminata veloce, corsa, nuoto o ciclismo aiutano a stimolare la circolazione e la sudorazione, due processi chiave nella disintossicazione.
- **Yoga e Stretching**: Aiutano a migliorare la circolazione e a gestire lo stress, che è un fattore importante nella disintossicazione.

Gestione dello Stress:

- **Tecniche di Rilassamento:** Pratiche come meditazione, respirazione profonda e mindfulness riducono lo stress, che può influenzare negativamente i processi di disintossicazione del corpo.

- **Tempo di Qualità e Hobby:** Dedicare tempo ad attività piacevoli e rilassanti può migliorare il benessere mentale ed emozionale.

Sonno di Qualità:

- **Mantenere un Orario di Sonno Regolare:** Un sonno sufficiente e di qualità è essenziale per il recupero e la rigenerazione del corpo.
- **Creare un Ambiente Conciliativo al Sonno:** Ridurre l'esposizione alla luce blu prima di coricarsi e mantenere la camera da letto tranquilla e confortevole.

Ridurre l'Esposizione a Inquinanti Ambientali:

- **Ambiente Domestico Sano:** Utilizzare prodotti di pulizia naturali, evitare plastica e bisfenolo A (BPA), e filtrare l'acqua.
- **Aria Pulita:** Se possibile, vivere o frequentare aree con minore inquinamento atmosferico e utilizzare purificatori d'aria in casa.

Incorporare queste abitudini nella routine quotidiana non solo supporta la disintossicazione continua, ma contribuisce anche a migliorare la qualità della vita. Mantenere un corpo pulito è un processo olistico che coinvolge l'alimentazione, l'esercizio fisico, la gestione dello stress e una buona igiene del sonno, tutti elementi chiave per promuovere la salute e il benessere a lungo termine.

Capitolo 5: Riattivare il Metabolismo

5.1 Comprendere il metabolismo basale e l'energia spesa

Comprendere il metabolismo basale e l'energia spesa è fondamentale per ottimizzare la dieta e lo stile di vita per il mantenimento della salute e la gestione del peso. Il metabolismo basale rappresenta la quantità di energia (calorie) che il corpo richiede per funzionare a riposo, sostenendo le funzioni vitali come la respirazione, la circolazione sanguigna, la regolazione della temperatura corporea e le attività cellulari.

Metabolismo Basale:

- **Definizione:** Il metabolismo basale è la quantità minima di energia necessaria per mantenere le funzioni fisiologiche vitali in uno stato di riposo. Questo comprende i processi come respirazione, circolazione, controllo della temperatura, crescita cellulare e funzioni cerebrali.
- **Fattori che lo Influenzano:** Include età, sesso, genetica, composizione corporea (percentuale di grasso e massa muscolare), ormoni e salute generale. In generale, maggiore è la massa muscolare, più alto è il metabolismo basale.

Energia Spesa:

- **Total Daily Energy Expenditure (TDEE):** È la somma totale dell'energia spesa in un giorno e include il metabolismo basale, l'energia utilizzata durante l'attività fisica e l'energia spesa nel processo di digestione, assorbimento e metabolizzazione dei cibi (effetto termico del cibo).

- **Attività Fisica:** L'energia spesa attraverso l'attività fisica varia notevolmente in base al tipo, durata e intensità dell'esercizio. L'esercizio fisico regolare aumenta il dispendio energetico totale e può stimolare il metabolismo.
- **Effetto Termico del Cibo:** Diversi alimenti richiedono diverse quantità di energia per essere digeriti. Proteine, ad esempio, hanno un effetto termico maggiore rispetto a carboidrati e grassi.

Metabolismo e Gestione del Peso:

- **Equilibrio Energetico:** La gestione del peso si basa sull'equilibrio energetico: il bilancio tra l'energia consumata attraverso il cibo e l'energia spesa. Un surplus di energia porta all'accumulo di grasso, mentre un deficit di energia porta alla perdita di peso.
- **Ruolo del Metabolismo Basale:** Dal momento che il metabolismo basale costituisce la maggior parte dell'energia spesa in un giorno, comprendere come funziona e come può essere influenzato è cruciale nella gestione del peso e nella salute generale.

Importanza della Misurazione del Metabolismo Basale:

- **Valutazioni Personalizzate:** La misurazione del metabolismo basale può essere utile per personalizzare i piani alimentari e di esercizio fisico. Esistono vari metodi per stimare il metabolismo basale, inclusi calcolatori online e test più accurati come la calorimetria indiretta.
- **Considerazioni Salutari:** È importante tenere in considerazione che ridurre drasticamente le calorie per aumentare il deficit energetico può, paradossalmente,

rallentare il metabolismo, rendendo più difficile la perdita di peso a lungo termine.

In sintesi, comprendere il proprio metabolismo basale e il dispendio energetico totale è un aspetto chiave per sviluppare un approccio efficace e sostenibile alla nutrizione e all'esercizio fisico. Questa conoscenza è particolarmente utile quando si esplorano i diversi alimenti e le abitudini che possono stimolare il metabolismo, argomento che verrà approfondito nel prossimo punto, focalizzato sugli alimenti che possono aiutare a incrementare il metabolismo e ottimizzare il dispendio energetico.

5.2 Alimenti che stimolano il metabolismo

Includere nella dieta alimenti che stimolano il metabolismo può essere un metodo efficace per aumentare il dispendio energetico del corpo e favorire la gestione del peso. Questi alimenti agiscono attraverso vari meccanismi, come l'incremento della termogenesi, il miglioramento della funzione metabolica e il supporto alla salute generale.

Alimenti Termogenici:

- **Peperoncino:** Contiene capsaicina, una sostanza che può aumentare il tasso metabolico e promuovere la termogenesi.
- **Tè Verde e Caffè:** Ricchi di caffeina e catechine, questi stimolanti possono aumentare temporaneamente il metabolismo e la combustione dei grassi.
- **Zenzero:** È noto per le sue proprietà termogeniche che possono aumentare il metabolismo e favorire la digestione.

Alimenti Ricchi di Proteine:

- **Carni magre, Pesce, Legumi e Uova:** Le proteine richiedono più energia per essere digerite rispetto ai carboidrati e ai grassi, aumentando così il dispendio energetico del corpo (effetto termico del cibo).
- **Proteine di Qualità:** Alimenti come pollo, tacchino, salmone e lenticchie non solo forniscono proteine, ma anche nutrienti essenziali che supportano la funzione metabolica complessiva.

Alimenti Ricchi di Fibre:

- **Verdure, Frutta e Cereali Integrali:** Le fibre aumentano la sazietà e richiedono più energia per essere digerite, stimolando così il metabolismo.
- **Fibre Solubili e Insolubili:** Entrambi i tipi di fibre sono importanti per la salute digestiva e possono contribuire a una migliore gestione del peso.

Grassi Sani:

- **Oli come l'Olio Extravergine di Oliva e l'Olio di Cocco:** Anche se il loro ruolo nello stimolare il metabolismo è più complesso, i grassi sani sono essenziali per la salute ormonale e possono supportare il metabolismo indirettamente.
- **Noci e Semi:** Forniscono acidi grassi essenziali che sono vitali per il metabolismo.

Acqua e Idratazione:

- **Acqua Fredda:** Bere acqua fredda può stimolare il corpo a bruciare più calorie per riscaldarsi.

- **Idratazione Adeguata:** Essere ben idratati è cruciale per il metabolismo ottimale.

Spezie e Erbe Aromatiche:

- **Cannella e Curcuma:** Queste spezie non solo aggiungono sapore, ma possono anche avere effetti benefici sul metabolismo.

Incorporare questi alimenti in una dieta equilibrata e varia può aiutare a stimolare il metabolismo in modo naturale. È importante notare che mentre questi alimenti possono aumentare il dispendio energetico, non sostituiscono l'importanza di un'alimentazione sana e di un'attività fisica regolare per il controllo del peso e la salute generale.

Questi principi alimentari possono essere ulteriormente potenziati quando combinati con un'attività fisica adeguata e un sonno di qualità, aspetti che saranno esplorati nel prossimo punto. L'attività fisica e il sonno hanno un impatto diretto sul metabolismo, e comprendere come ottimizzarli può migliorare significativamente la salute metabolica e il benessere generale.

5.3 Impatto dell'attività fisica e del sonno sul metabolismo

L'attività fisica e il sonno sono due componenti fondamentali che influenzano significativamente il metabolismo. Comprendere il loro impatto può aiutare a ottimizzare la funzione metabolica e migliorare la gestione del peso e la salute generale.

<u>**Impatto dell'Attività Fisica sul Metabolismo:**</u>

- **Aumento del Dispendio Energetico:** L'esercizio fisico aumenta il dispendio energetico non solo durante l'attività stessa, ma anche nelle ore successive. Questo effetto, noto come consumo di ossigeno post-esercizio (EPOC), significa che il corpo continua a bruciare calorie a un ritmo più elevato dopo l'attività fisica.
- **Miglioramento della Composizione Corporea:** L'attività fisica regolare, in particolare l'esercizio di resistenza, può aumentare la massa muscolare. Poiché il tessuto muscolare brucia più calorie a riposo rispetto al tessuto adiposo, un aumento della massa muscolare può elevare il metabolismo basale.
- **Ottimizzazione della Funzione Metabolica**: L'esercizio fisico regolare migliora la sensibilità all'insulina e aiuta a regolare i livelli di zucchero nel sangue, ottimizzando il metabolismo dei nutrienti.

<u>**Tipi di Attività Fisica per Stimolare il Metabolismo:**</u>

- **Esercizi Aerobici:** Come corsa, nuoto e ciclismo, aumentano la frequenza cardiaca e il consumo di ossigeno, stimolando il metabolismo.
- **Allenamento di Resistenza:** Sollevamento pesi ed esercizi di bodyweight incrementano la massa muscolare, fondamentale per un metabolismo efficiente.
- **Allenamento ad Intervallo ad Alta Intensità (HIIT):** Alternare brevi esplosioni di attività intensa con periodi di riposo può essere particolarmente efficace per stimolare il metabolismo.

Impatto del Sonno sul Metabolismo:

- **Regolazione Ormonale:** Un sonno insufficiente o di scarsa qualità può disturbare l'equilibrio ormonale, influenzando ormoni come l'insulina, il cortisolo, la leptina e la grelina, che sono cruciali per il metabolismo e l'appetito.
- **Recupero e Rigenerazione:** Durante il sonno, il corpo svolge processi essenziali di riparazione e rigenerazione. Un sonno adeguato supporta la funzione metabolica e aiuta nella rigenerazione del tessuto muscolare.
- **Gestione dell'Energia:** La privazione del sonno può portare a un aumento dell'appetito e a una preferenza per cibi ad alto contenuto calorico, influenzando negativamente la gestione del peso.

Strategie per Ottimizzare l'Attività Fisica e il Sonno:

- **Routine Regolare:** Stabilire e mantenere una routine di esercizio regolare e un programma di sonno coerente.
- **Variazione nell'Esercizio:** Combinare diversi tipi di attività fisica per massimizzare i benefici sul metabolismo.
- **Ambiente conciliativo al Sonno:** Creare un ambiente tranquillo, buio e confortevole per il sonno.
- **Gestione dello Stress:** Pratiche come la meditazione e il rilassamento possono migliorare la qualità del sonno.

Comprendere e ottimizzare l'impatto dell'attività fisica e del sonno sul metabolismo è cruciale per un approccio olistico alla salute e al benessere. Questi aspetti, combinati con strategie alimentari appropriate, possono creare un ambiente favorevole per un metabolismo efficiente e una salute ottimale, un tema che verrà approfondito nel prossimo punto focalizzato sulle strategie alimentari per ottimizzare la termogenesi e il dispendio energetico complessivo.

5.4 Strategie alimentari per ottimizzare la termogenesi

Ottimizzare la termogenesi attraverso strategie alimentari è un metodo efficace per aumentare il dispendio energetico e migliorare la gestione del peso. La termogenesi si riferisce al processo di produzione di calore nel corpo, un componente significativo del dispendio energetico totale. Alcuni alimenti e modelli alimentari possono stimolare la termogenesi più di altri, aiutando così a incrementare il metabolismo.

Alimenti Termogenici:

- **Cibi Piccanti:** Alimenti come peperoncino e pepe nero contengono composti come la capsaicina che possono aumentare la termogenesi.
- **Tè Verde:** Ricco di catechine, in particolare l'epigallocatechina gallato (EGCG), il tè verde può stimolare il metabolismo e aumentare la combustione dei grassi.
- **Caffeina:** Presente in caffè e tè nero, la caffeina è un noto stimolante che può aumentare temporaneamente il metabolismo.
- **Proteine:** Richiedono più energia per la digestione rispetto ai carboidrati e ai grassi, aumentando così l'effetto termico del cibo.

Pasti Frequenti e Porzioni Piccole:

Mangiare pasti più piccoli e frequenti durante il giorno può mantenere il metabolismo attivo, stimolando la termogenesi. Questo approccio può essere particolarmente utile per prevenire i cali di energia e gestire la fame.

Dieta Ricca di Proteine:

Le diete ad alto contenuto proteico non solo supportano la massa muscolare, ma aumentano anche la termogenesi post-prandiale a causa dell'alto costo energetico della digestione delle proteine.

Fibre e Alimenti Integrali:

Alimenti ricchi di fibre, come verdure, frutta e cereali integrali, richiedono più energia per essere digeriti, contribuendo così alla termogenesi.
I carboidrati complessi presenti nei cereali integrali mantengono inoltre una risposta insulinica più stabile, che può aiutare a regolare il metabolismo.

Acqua Fredda:

Bere acqua fredda può stimolare una leggera termogenesi, poiché il corpo lavora per riscaldare l'acqua alla temperatura corporea.

Evitare Dieta Ipocalorica Estrema:

Seguire una dieta estremamente ipocalorica può avere l'effetto opposto, rallentando il metabolismo. È importante trovare un equilibrio che non stressi il corpo.

Combinazione di Alimenti:

Combinare fonti proteiche magre con verdure ricche di fibre e grassi sani può creare un pasto equilibrato che ottimizza la termogenesi.

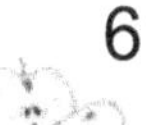

Implementare queste strategie alimentari può aiutare a ottimizzare la termogenesi e sostenere un metabolismo efficiente. Questo approccio non solo favorisce la perdita di peso, ma supporta anche la salute generale e il benessere. Proseguendo, esamineremo come queste strategie possano essere integrate in " Piani alimentari per la regolazione del metabolismo", dove verranno sviluppati piani alimentari specifici per sostenere e migliorare la funzione metabolica. Questi piani saranno progettati per essere pratici, sostenibili e adattabili alle esigenze e agli obiettivi individuali.

5.5 Piani alimentari per la regolazione del metabolismo

Sviluppare piani alimentari per la regolazione del metabolismo implica creare una dieta che non solo supporti il dispendio energetico ottimale, ma sia anche sostenibile e adatta alle esigenze individuali. Un piano alimentare efficace per la regolazione del metabolismo dovrebbe considerare vari fattori, inclusi l'età, il livello di attività fisica, le preferenze alimentari, gli obiettivi di salute e il peso.

Equilibrio dei Macronutrienti:

Bilanciare Proteine, Carboidrati e Grassi: Un'adeguata ripartizione dei macronutrienti è essenziale. Le proteine dovrebbero essere presenti in ogni pasto, poiché aiutano a mantenere la massa muscolare e hanno un alto effetto termogenico. I carboidrati, in particolare quelli complessi come verdure, frutta e cereali integrali, forniscono energia e favoriscono la sazietà. I grassi sani, provenienti da fonti come olio d'oliva, noci e semi, supportano le funzioni cerebrali e ormonali.

Controllo delle Porzioni e Frequenza dei Pasti:

- **Porzioni Moderate:** Evitare porzioni eccessive può aiutare a prevenire l'accumulo di grasso e mantenere stabili i livelli di zucchero nel sangue.
- **Pasti Frequenti:** Mangiare piccoli pasti frequenti può aiutare a mantenere stabile il metabolismo, evitando picchi e cali di energia.

Inclusione di Alimenti Stimolanti il Metabolismo:

- **Alimenti Termogenici:** Integrare nella dieta alimenti termogenici come peperoncino, tè verde e zenzero.
- **Alimenti Ricchi di Fibre:** Aumentare il consumo di fibre con verdure, frutta e cereali integrali per migliorare la digestione e la sazietà.
- Idratazione:

Bere Acqua Regolarmente:

L'idratazione è fondamentale per un metabolismo efficiente. Bere acqua, in particolare fredda, può aumentare leggermente il dispendio energetico.

Adattabilità del Piano Alimentare:

- **Ascoltare il Proprio Corpo:** Modificare il piano alimentare in base ai segnali del corpo, alle esigenze energetiche e ai cambiamenti nel livello di attività fisica.
- **Flessibilità Alimentare:** Includere una varietà di alimenti per prevenire la noia alimentare e assicurare un apporto equilibrato di nutrienti.

Considerazioni Speciali:

- **Esigenze Individuali:** Adattare il piano alle esigenze individuali, tenendo conto di eventuali condizioni mediche, allergie o intolleranze alimentari.
- **Sostenibilità a Lungo Termine:** Scegliere un piano che possa essere mantenuto nel tempo, piuttosto che diete estreme o di moda.

Un piano alimentare per la regolazione del metabolismo dovrebbe essere equilibrato, nutriente e personalizzato. L'obiettivo è creare uno stile alimentare che non solo ottimizzi il metabolismo, ma promuova anche la salute generale e il benessere. La personalizzazione e la flessibilità sono chiavi per assicurare che il piano sia efficace e gestibile a lungo termine, evitando restrizioni eccessive che possono portare a carenze nutritive o a un rapporto malsano con il cibo.

5.6 Monitorare e adattare il metabolismo: approcci individualizzati

Monitorare e adattare il metabolismo richiede un approccio individualizzato, poiché ogni persona ha caratteristiche metaboliche uniche influenzate da fattori genetici, ambientali e comportamentali. Un piano efficace per ottimizzare il metabolismo deve pertanto essere personalizzato, basato su valutazioni specifiche e adattato nel tempo in base ai cambiamenti e ai risultati.

Valutazione Iniziale:

- **Misurazione del Metabolismo Basale:** Utilizzare strumenti come la calorimetria indiretta o calcolatori online per stimare il metabolismo basale, che fornisce un punto di partenza per pianificare l'assunzione calorica.

- **Analisi della Composizione Corporea:** Determinare la proporzione di massa grassa e massa magra può aiutare a comprendere meglio le esigenze metaboliche e a personalizzare l'approccio nutrizionale.
- **Diario Alimentare e di Attività:** Registrare l'assunzione di cibo e i livelli di attività fisica per identificare modelli e aree di miglioramento.

Monitoraggio e Adattamento:

- **Revisione Regolare:** Controllare periodicamente il progresso e fare aggiustamenti in base ai risultati, alle sensazioni di benessere e alle variazioni di peso.
- **Feedback del Corpo:** Ascoltare i segnali del corpo, come livelli di energia, fame, sazietà e performance fisica, per guidare gli aggiustamenti nella dieta e nell'esercizio.
- **Test e Controlli Medici:** Eseguire regolarmente esami del sangue e altri test per monitorare la salute generale e l'effetto del piano alimentare sul metabolismo.

Fattori Influenti:

- **Età e Cambiamenti Ormonali:** Adattare il piano alimentare e di esercizio fisico per rispondere ai cambiamenti legati all'età, come la variazione del metabolismo basale e gli squilibri ormonali.
- **Stile di Vita e Stress:** Considerare l'impatto dello stress e dello stile di vita sul metabolismo e includere strategie di gestione dello stress, come mindfulness e yoga.
- **Preferenze e Restrizioni Alimentari:** Adattare il piano in base alle preferenze alimentari individuali, alle intolleranze e alle

restrizioni dietetiche, garantendo al contempo un equilibrio nutrizionale.

Approcci Nutrizionali Flessibili:

- **Dieta Equilibrata e Variata:** Assicurarsi che la dieta includa una varietà di alimenti per fornire tutti i nutrienti essenziali.
- **Approcci Dietetici Modificabili:** Sperimentare con differenti proporzioni di macronutrienti, come una dieta a basso contenuto di carboidrati o a maggiore contenuto proteico, per trovare ciò che funziona meglio per l'individuo.
- **Adattabilità e Sostenibilità:** Scegliere un approccio alimentare che sia sostenibile a lungo termine e facilmente adattabile alle esigenze in cambiamento.

In conclusione, la chiave per ottimizzare il metabolismo attraverso l'alimentazione e lo stile di vita è l'individualizzazione e l'adattabilità. Ascoltare attentamente il proprio corpo e fare aggiustamenti basati su feedback oggettivi e soggettivi consente di sviluppare un piano che non solo migliora il metabolismo, ma sostiene anche la salute e il benessere generale a lungo termine.

Capitolo 6: La Dieta Antinfiammatoria nel Giorno per Giorno

6.1 Pianificazione dei pasti: strumenti e tecniche

La pianificazione dei pasti è un aspetto fondamentale per mantenere uno stile di vita sano e antinfiammatorio. Essa non solo garantisce che si consumino alimenti nutrienti e bilanciati, ma aiuta anche a gestire il peso, risparmiare tempo e ridurre lo spreco di cibo. Utilizzare strumenti e tecniche efficaci per la pianificazione dei pasti può rendere questo processo più semplice e sostenibile.

Definire gli Obiettivi Alimentari:

- Prima di iniziare, è essenziale definire obiettivi chiari. Questo potrebbe includere la perdita di peso, il miglioramento dell'energia, la riduzione dell'infiammazione o il semplice mantenimento di un'alimentazione sana.
- Valutare le esigenze nutrizionali individuali, tenendo conto di eventuali condizioni mediche, preferenze e intolleranze alimentari.

Creare un Piano Settimanale:

- Sviluppare un piano settimanale dei pasti, includendo colazione, pranzo, cena e spuntini. Questo aiuta a visualizzare l'equilibrio nutrizionale complessivo e a garantire la varietà.
- Includere pasti che possono essere preparati in anticipo o che richiedono tempi di cottura minimi per i giorni più impegnativi.

<u>**Strumenti di Pianificazione:**</u>

- Utilizzare strumenti come app di pianificazione dei pasti, fogli di calcolo o un semplice quaderno per organizzare le idee e le ricette.
- Alcune app possono anche fornire conteggi calorici o informazioni nutrizionali, rendendo più facile monitorare l'assunzione di macro e micronutrienti.

<u>**Ricette e Flessibilità:**</u>

- Raccogliere ricette che soddisfino i criteri nutrizionali stabiliti e siano allo stesso tempo appaganti e interessanti.
- Mantenere flessibilità nel piano, permettendo variazioni in base agli umori, agli impegni o alla disponibilità stagionale di cibo fresco.

<u>**Lista della Spesa Organizzata:**</u>

- Creare una lista della spesa basata sul piano dei pasti. Questo aiuta a evitare acquisti impulsivi e non pianificati che possono portare a scelte meno salutari.
- Organizzare la lista per categorie (ad esempio, prodotti freschi, proteine, cereali) per rendere la spesa più efficiente.

<u>**Preparazione dei Pasti e Conservazione:**</u>

- Dedicare tempo alla preparazione dei pasti in anticipo. Questo può includere il lavaggio e il taglio delle verdure, la cottura di cereali integrali in grandi quantità o la preparazione di proteine.
- Utilizzare tecniche di conservazione adeguate a mantenere la freschezza e il valore nutrizionale degli alimenti.

Valutazione e Adattamento:

- Alla fine di ogni settimana, valutare cosa ha funzionato bene e cosa potrebbe essere migliorato. Adattare il piano dei pasti di conseguenza.
- Essere aperti a sperimentare con nuovi alimenti e ricette per mantenere l'interesse e l'entusiasmo per un'alimentazione sana.

Attraverso la pianificazione efficace dei pasti, è possibile mantenere facilmente un regime alimentare che supporta la salute e il benessere. Questa organizzazione e preparazione sono particolarmente utili quando si tratta di incorporare alimenti antinfiammatori nella dieta quotidiana, un aspetto che verrà approfondito nel punto successivo, focalizzato su come fare acquisti intelligenti per selezionare gli alimenti migliori per un'alimentazione antinfiammatoria.

6.2 Shopping intelligente: scegliere gli alimenti antinfiammatori

Lo shopping intelligente è una componente chiave per seguire una dieta antinfiammatoria. Scegliere gli alimenti giusti durante la spesa può avere un impatto significativo sulla salute, aiutando a ridurre l'infiammazione nel corpo e a promuovere il benessere generale. Ecco come ottimizzare la lista della spesa per includere alimenti antinfiammatori efficaci:

Conoscenza degli Alimenti Antinfiammatori:

- **Frutta e Verdura:** Ricche di antiossidanti e fitonutrienti, frutta e verdura come bacche, melograni, mele, spinaci, broccoli e peperoni dovrebbero essere prioritari. Questi alimenti combattono l'infiammazione grazie alla loro alta concentrazione di vitamine, minerali e antiossidanti.
- **Grassi Sani:** Alimenti come l'olio extravergine di oliva, avocado, noci e semi contengono grassi monoinsaturi e omega-3 che aiutano a ridurre l'infiammazione.
- **Proteine Magre e Pesci Grassi:** Salmone, sardine e altri pesci grassi, oltre a fonti proteiche magre come il pollo e il tacchino, forniscono acidi grassi omega-3 e proteine di alta qualità.
- **Spezie ed Erbe:** Curcuma, zenzero, aglio e altre spezie hanno proprietà antinfiammatorie e possono essere facilmente incorporate nella cottura.

Preferire Prodotti Biologici e Alimenti Integrali:

Acquistare prodotti biologici riduce l'esposizione a pesticidi e sostanze chimiche, che possono contribuire all'infiammazione.
Scegliere alimenti integrali piuttosto che lavorati per massimizzare il consumo di nutrienti e minimizzare l'assunzione di additivi e conservanti.

Evitare Alimenti Infiammatori:

Limitare o evitare alimenti che possono aumentare l'infiammazione, come quelli con zuccheri aggiunti, grassi trans, carni lavorate e cibi fritti.

Leggere le Etichette Alimentari:

Prestare attenzione agli ingredienti e ai valori nutrizionali. Evitare prodotti con un alto contenuto di zuccheri aggiunti, sodio e grassi saturi.

Pianificazione e Organizzazione:

Andare a fare la spesa con una lista ben pianificata può aiutare a evitare acquisti impulsivi di alimenti meno salutari.
Organizzare la spesa in base alle sezioni del negozio può rendere più facile focalizzarsi sugli alimenti antinfiammatori.

Esplorare Varie Fonti di Alimenti:

Mercati locali e negozi di alimenti biologici possono offrire prodotti freschi e di alta qualità.
Considerare l'abbonamento a box di alimenti biologici o programmi di consegna a domicilio per garantire una fornitura regolare di alimenti freschi.

Cucinare in Casa:

Preparare i pasti in casa dà il pieno controllo sugli ingredienti usati e sulle tecniche di cottura, consentendo di evitare grassi e additivi non salutari.
Adottare queste abitudini durante la spesa può rendere più semplice seguire una dieta antinfiammatoria, fornendo al corpo i nutrienti necessari per combattere l'infiammazione e promuovere la salute. Il prossimo passo, esaminerà come organizzare e preparare i pasti con questi alimenti antinfiammatori, oltre a fornire consigli sulla conservazione per mantenere la freschezza e massimizzare i benefici nutrizionali.

6.3 Preparazione dei pasti e conservazione

La preparazione e la conservazione dei pasti sono passaggi cruciali per mantenere uno stile di vita salutare e antinfiammatorio. Una pianificazione e organizzazione efficaci possono aiutare a risparmiare tempo, ridurre lo spreco di cibo e garantire che si abbiano sempre a disposizione pasti nutrienti e bilanciati.

Strategie di Preparazione dei Pasti:

- **Pianificazione Settimanale:** Dedicare un giorno alla settimana per pianificare i pasti. Questo include decidere i piatti da preparare, fare la spesa e iniziare qualche preparazione preliminare.
- **Cucina in Lotti:** Preparare grandi quantità di alimenti base, come cereali integrali, legumi e proteine, che possono essere utilizzati in diversi pasti durante la settimana.
- **Preparazione di Verdure e Frutta:** Lavare, tagliare e conservare verdure e frutta in contenitori trasparenti nel frigorifero per facilitare l'accesso e la visibilità.
- **Utilizzo di Spezie ed Erbe:** Aromatizzare i pasti con spezie e erbe antinfiammatorie per migliorarne il gusto e i benefici per la salute.
- **Cottura Creativa:** Sperimentare con diverse ricette e tecniche di cottura per mantenere l'interesse e la varietà nei pasti.

Consigli per la Conservazione:

- **Frigorifero e Congelatore:** Utilizzare correttamente il frigorifero e il congelatore per conservare adeguatamente i cibi. I pasti pronti possono essere congelati e poi scongelati per una facile preparazione.

- **Contenitori Adeguati:** Utilizzare contenitori ermetici per conservare gli alimenti, preservandone la freschezza e prevenendo la contaminazione.
- **Etichettatura:** Etichettare i contenitori con la data di preparazione per monitorare la freschezza e ridurre gli sprechi.
- **Rotazione degli Alimenti:** Assicurarsi di utilizzare per primi gli alimenti più vecchi per evitare che vadano a male.

Gestione dei Pasti Pronti:

- **Porzionamento:** Suddividere i pasti in porzioni individuali per un facile accesso e per aiutare a controllare le dimensioni delle porzioni.
- **Variazione Nutrizionale:** Assicurarsi che ogni pasto sia equilibrato con una buona combinazione di proteine, carboidrati, grassi e verdure.

Adattamento ai Cambiamenti:

- **Flessibilità:** Essere pronti ad adattare il piano dei pasti in base a cambiamenti imprevisti di programma o preferenze.
- **Sperimentazione:** Provare nuove ricette o sostituzioni per mantenere l'entusiasmo per la cucina e la dieta.

L'organizzazione e la pianificazione efficiente dei pasti sono fondamentali per mantenere una dieta antinfiammatoria e per garantire che le scelte alimentari siano sempre allineate con gli obiettivi di salute. Questa preparazione consente di affrontare con fiducia le sfide quotidiane, inclusa la gestione delle uscite e degli eventi sociali, un tema che verrà esplorato nel prossimo punto. Sapere come gestire le situazioni in cui si è fuori casa o in contesti sociali può aiutare a rimanere in linea con gli obiettivi nutrizionali senza rinunciare al piacere di mangiare con amici e familiari.

6.4 Gestire le uscite e gli eventi sociali

Gestire le uscite e gli eventi sociali può essere una sfida quando si segue un piano alimentare specifico, come una dieta antinfiammatoria. Tuttavia, con una pianificazione adeguata e alcune strategie, è possibile godersi questi momenti sociali mantenendo allo stesso tempo uno stile di vita sano.

Quando si parla di uscite al ristorante, la chiave è la preparazione. Prima di uscire, è utile dare un'occhiata ai menù online dei ristoranti per identificare le opzioni più salutari. Questo aiuta a prendere decisioni ponderate invece di lasciarsi guidare dall'impulso nel momento. In molti ristoranti, è possibile fare richieste specifiche per adattare i piatti alle proprie esigenze nutrizionali, come chiedere di cucinare il cibo in olio d'oliva anziché in burro o di evitare salse ricche di grassi saturi.

Durante gli eventi sociali, invece, spesso c'è meno controllo sul cibo disponibile. In questi casi, può essere utile mangiare un piccolo spuntino sano prima di partire, in modo da non arrivare affamati e cedere a scelte meno salutari. Un'altra strategia è concentrarsi sulle relazioni e le conversazioni piuttosto che sul cibo. Inoltre, offrirsi di portare un piatto può essere un ottimo modo per garantire che ci sia un'opzione salutare disponibile.

In termini di bevande, scegliere opzioni a basso contenuto di zucchero o alcoliche può essere una buona scelta. Acqua, tè non zuccherato o bevande analcoliche possono essere alternative sane. Quando si sceglie di bere alcolici, è meglio limitarne il consumo e optare per bevande con minori additivi, come vino rosso o birra chiara.

Per quanto riguarda i dolci e i dessert, è importante ricordare che l'indulgenza occasionale fa parte di un approccio equilibrato alla vita. Tuttavia, quando possibile, scegliere opzioni meno elaborate o basate su frutta può essere un modo per godersi un dolce senza eccedere in zuccheri e grassi.

Anche l'aspetto psicologico gioca un ruolo importante. Mantenere un atteggiamento flessibile e non essere troppo severi con sé stessi aiuta a gestire meglio le situazioni sociali. È importante ricordare che piccole deviazioni dal piano alimentare non comprometteranno i risultati a lungo termine. Inoltre, condividere con gli amici o i familiari le proprie scelte alimentari e i motivi di salute dietro di esse può aiutare a creare un ambiente di supporto.

Infine, gestire le uscite e gli eventi sociali richiede un equilibrio tra il godimento della vita sociale e il mantenimento delle proprie scelte salutari. Con un po' di pianificazione e alcune strategie pratiche, è possibile partecipare attivamente alla vita sociale senza compromettere gli obiettivi di salute. Questo approccio flessibile e bilanciato sarà ulteriormente esplorato nel prossimo punto, che si concentrerà su come fare scelte intelligenti e trovare alternative salutari che si adattino a vari contesti e situazioni.

6.5 Sostituzioni intelligenti e alternative

Incorporare sostituzioni intelligenti e alternative nell'alimentazione quotidiana è un modo efficace per mantenere uno stile di vita sano e antinfiammatorio senza rinunciare al piacere di mangiare. Queste sostituzioni non solo aiutano a ridurre l'assunzione di ingredienti potenzialmente nocivi o pro-infiammatori, ma possono anche apportare varietà e nuovi sapori ai piatti abituali.

Uno degli aspetti fondamentali delle sostituzioni intelligenti è trovare alternative più sane agli ingredienti comuni. Ad esempio, invece di usare oli ricchi di grassi saturi, si può optare per l'olio d'oliva extravergine, noto per le sue proprietà antinfiammatorie e salutari per il cuore. Anche la scelta di carboidrati complessi, come la quinoa o il riso integrale al posto di quelli raffinati, può avere un impatto significativo sulla salute, migliorando la digestione e fornendo una fonte di energia più stabile.

Un'altra area importante è la scelta delle proteine. Sostituire carni rosse e lavorate, che possono essere pro-infiammatorie, con fonti di proteine magre come pollo, tacchino o legumi, può aiutare a ridurre l'infiammazione nel corpo. Anche il pesce grasso, come il salmone o le sardine, è una scelta eccellente grazie al suo alto contenuto di acidi grassi omega-3.

In cucina, le spezie possono essere utilizzate non solo per migliorare il gusto, ma anche per i loro benefici per la salute. Ad esempio, la curcuma può essere usata al posto di coloranti artificiali per aggiungere colore e sapore ai piatti, oltre ad offrire potenti proprietà antinfiammatorie. Anche l'aglio, lo zenzero e il peperoncino sono eccellenti per aggiungere sapore e benefici per la salute.

Quando si tratta di dolci e dessert, ci sono diverse opzioni per ridurre l'assunzione di zuccheri raffinati. Sostituire lo zucchero con alternative naturali come il miele, lo sciroppo d'acero o i dolcificanti a base di stevia può essere una scelta più salutare. Inoltre, usare frutta fresca o secca per dolcificare naturalmente i dessert è un altro modo per godere di dolci più sani.

Nel contesto degli spuntini, scegliere snack salutari come frutta, noci o yogurt greco al posto di merendine confezionate e lavorate può fare una grande differenza. Questi snack non solo sono più nutrienti, ma aiutano anche a mantenere stabili i livelli di energia e sazietà.

Queste sostituzioni e alternative possono essere facilmente integrate nella routine quotidiana, offrendo un modo semplice e sostenibile per migliorare la dieta senza rinunciare al gusto o alla varietà. Il prossimo punto, che tratterà la "gestione dello stress e la mindfulness alimentare", esplorerà ulteriormente come un approccio consapevole all'alimentazione possa migliorare non solo la scelta degli alimenti, ma anche l'intera esperienza di mangiare, contribuendo a un benessere generale e a uno stile di vita più sano.

6.6 Gestione dello stress e mindfulness alimentare

La gestione dello stress e la mindfulness alimentare sono componenti essenziali di un regime alimentare sano, specialmente in un contesto che promuove la riduzione dell'infiammazione e il benessere generale. Questi aspetti non riguardano solo cosa si mangia, ma anche come e perché si mangia, influenzando significativamente l'efficacia di una dieta antinfiammatoria.

Lo stress ha un impatto diretto sul metabolismo e sulle scelte alimentari. Quando si è stressati, il corpo rilascia ormoni come il cortisolo, che possono aumentare l'appetito e stimolare desideri di cibi ad alto contenuto calorico, ricchi di zuccheri e grassi. Pertanto, la gestione dello stress diventa un elemento cruciale per mantenere scelte alimentari sane e per il controllo del peso. Pratiche come la meditazione, lo yoga, la respirazione profonda o semplici passeggiate nella natura possono essere strumenti efficaci per ridurre lo stress. Queste attività non solo aiutano a calmare la mente, ma possono anche migliorare la consapevolezza e la connessione con il proprio corpo, favorendo scelte alimentari più consapevoli.

La mindfulness alimentare, o l'atto di mangiare con piena consapevolezza, è un altro aspetto fondamentale. Si tratta di prestare attenzione a ciò che si mangia, come si mangia, e ai segnali di fame e sazietà del corpo. Questo approccio aiuta a evitare il consumo inconscio di cibo, spesso una reazione allo stress o all'emozione, e incoraggia invece a godere pienamente dei pasti. Mangiare lentamente, masticare bene il cibo, ed eliminare le distrazioni durante i pasti sono pratiche chiave di mindfulness alimentare. Queste abitudini non solo migliorano la digestione, ma possono anche aiutare a riconoscere i segnali di sazietà del corpo, prevenendo così la sovralimentazione.

Inoltre, la mindfulness alimentare si estende anche alla scelta degli alimenti. È l'atto di selezionare cibi che non solo sono gustosi, ma anche nutrizionalmente ricchi e benefici per la salute. Questo può includere la scelta di alimenti antinfiammatori, la preferenza per alimenti biologici o la riduzione di cibi processati e ricchi di additivi.

Incorporare la gestione dello stress e la mindfulness alimentare nella routine quotidiana può avere un impatto profondo sulla salute generale e sul benessere. Questo approccio olistico all'alimentazione non solo supporta la salute fisica, ma contribuisce anche al benessere mentale ed emotivo. È un ciclo virtuoso in cui la riduzione dello stress e una maggiore consapevolezza alimentare possono portare a scelte alimentari migliori, che a loro volta possono ridurre ulteriormente lo stress e migliorare la qualità della vita.

In conclusione, la gestione dello stress e la mindfulness alimentare sono aspetti fondamentali di un approccio olistico alla nutrizione. Consentono di comprendere meglio il proprio corpo e le proprie esigenze, favorendo scelte alimentari che supportano la salute e il benessere a lungo termine. Questi concetti sono fondamentali per chiunque desideri non solo seguire una dieta, ma anche sviluppare un rapporto più sano e consapevole con il cibo.

Capitolo 7: Oltre la Dieta: Stile di Vita Antinfiammatorio

7.1 Attività fisica e infiammazione

L'attività fisica svolge un ruolo fondamentale nel gestire e ridurre l'infiammazione nel corpo, un aspetto cruciale per la salute generale e la prevenzione di malattie croniche. Esercitarsi regolarmente non solo migliora la fitness fisica e la salute cardiovascolare, ma ha anche effetti significativi sul sistema immunitario e sui processi infiammatori.

Effetti dell'Attività Fisica sull'Infiammazione:

L'esercizio fisico, soprattutto quando praticato regolarmente e a intensità moderate, può ridurre l'infiammazione sistemica. Durante l'attività fisica, il corpo rilascia una varietà di sostanze, inclusi gli ormoni dello stress come l'adrenalina e il cortisolo, che possono avere effetti antiinfiammatori a breve termine. Inoltre, l'esercizio stimola la circolazione del sangue, migliorando il trasporto di ossigeno e nutrienti ai tessuti e favorendo l'eliminazione delle tossine.

Gli esercizi aerobici, come camminare, correre, nuotare o andare in bicicletta, sono particolarmente efficaci nel ridurre i marker dell'infiammazione, come la proteina C-reattiva (PCR) e i livelli di interleuchina-6 (IL-6). Anche l'allenamento di resistenza può contribuire positivamente, in particolare aumentando la massa muscolare e migliorando la composizione corporea, che a sua volta aiuta a regolare l'infiammazione.

Esercizio Fisico e Malattie Infiammatorie:

Nel contesto delle malattie infiammatorie croniche, come l'artrite reumatoide o la malattia infiammatoria intestinale, l'esercizio fisico può essere particolarmente benefico. Non solo aiuta a gestire i sintomi, ma può anche migliorare la qualità della vita riducendo il dolore, aumentando la forza e la flessibilità, e migliorando l'umore e il sonno.

Personalizzazione dell'Esercizio:

La chiave per massimizzare i benefici dell'esercizio fisico nell'infiammazione è la personalizzazione. L'intensità, la durata e il tipo di esercizio dovrebbero essere adattati alle capacità individuali, ai bisogni e agli obiettivi di salute. Ad esempio, qualcuno con dolore articolare cronico potrebbe trarre maggiori benefici da esercizi a basso impatto come il nuoto o lo yoga, mentre una persona senza restrizioni fisiche potrebbe optare per allenamenti più intensi.

Regolarità e Moderazione:

L'esercizio regolare è più efficace nella gestione dell'infiammazione rispetto a sessioni intense ma sporadiche. La moderazione è fondamentale; esercizi troppo intensi possono effettivamente aumentare l'infiammazione a breve termine e portare a stress e affaticamento cronici.

Integrazione di Attività Rilassanti:

Incorporare nella routine esercizi che promuovono il rilassamento e la riduzione dello stress, come lo yoga o il tai chi, può avere ulteriori benefici antinfiammatori. Queste pratiche non solo aiutano a ridurre lo stress fisico, ma anche a gestire lo stress mentale ed emotivo, che è strettamente legato all'infiammazione.

In conclusione, l'attività fisica è uno strumento potente per controllare e ridurre l'infiammazione. Un programma di esercizi ben pianificato e personalizzato, che combina attività aerobiche, di resistenza e di rilassamento, può fornire benefici significativi per la salute infiammatoria e generale. Il prossimo punto, esplorerà ulteriormente come queste tecniche possano essere utilizzate per ridurre l'infiammazione e promuovere il benessere generale, sottolineando l'importanza di un approccio olistico alla salute.

7.2 Gestione dello stress e rilassamento

La gestione dello stress e il rilassamento sono aspetti fondamentali per il mantenimento di uno stile di vita sano e per la riduzione dell'infiammazione. Lo stress cronico ha dimostrato di avere un impatto diretto sull'infiammazione nel corpo, contribuendo a una varietà di problemi di salute. Pertanto, l'adozione di tecniche efficaci di gestione dello stress e rilassamento può avere effetti benefici significativi sulla salute generale e sul benessere.

Prima di tutto, è importante riconoscere le fonti di stress nella vita quotidiana. Queste possono variare da pressioni lavorative e relazionali a problemi finanziari o sfide di salute. Una volta identificate, è possibile sviluppare strategie specifiche per affrontarle. Tecniche come la mindfulness, la meditazione e il rilassamento progressivo dei muscoli possono essere utili per ridurre lo stress. Queste pratiche aiutano a focalizzare la mente, calmare il sistema nervoso e rilasciare la tensione fisica.

La mindfulness, in particolare, incoraggia a vivere nel momento presente, riducendo i pensieri ansiosi sul futuro o sul passato. La meditazione può assumere molte forme, dalle tecniche di respirazione alla meditazione guidata, e può essere praticata in qualsiasi momento e luogo. Il rilassamento progressivo dei muscoli, che coinvolge il contrarre e rilassare sistematicamente diversi gruppi muscolari, può essere particolarmente efficace prima di andare a letto, per migliorare la qualità del sonno.

Lo yoga è un'altra pratica potente per la gestione dello stress. Combinando movimento fisico, respirazione controllata e meditazione, lo yoga può aiutare a ridurre lo stress, migliorare la flessibilità e la forza, e promuovere un senso generale di benessere. Anche attività fisiche come passeggiate nella natura o sport leggeri possono essere molto efficaci nel ridurre lo stress e migliorare l'umore, grazie al rilascio di endorfine, i cosiddetti "ormoni della felicità".

Altre tecniche di rilassamento includono l'ascolto di musica rilassante, la lettura, il giardinaggio o qualsiasi hobby che porti gioia e calma. È anche importante stabilire routine quotidiane che incoraggino il rilassamento, come prendersi del tempo per sé stessi ogni giorno, praticare la gratitudine o tenere un diario.

La qualità del sonno è strettamente legata alla gestione dello stress. Dormire male può aumentare i livelli di stress, mentre lo stress cronico può rendere difficile ottenere un sonno ristoratore. Pertanto, pratiche di buona igiene del sonno, come mantenere un ambiente di sonno fresco e tranquillo, evitare schermi elettronici prima di coricarsi e stabilire una routine serale rilassante, sono essenziali.

In conclusione, la gestione efficace dello stress e la pratica regolare del rilassamento sono vitali per ridurre l'infiammazione e promuovere la salute generale. Questi approcci non solo migliorano la qualità della vita quotidiana, ma hanno anche effetti benefici a lungo termine sul corpo e sulla mente.

7.3 Il ruolo del sonno e dei ritmi circadiani

Il sonno e i ritmi circadiani, che sono i cicli naturali di 24 ore del corpo, giocano un ruolo cruciale nella regolazione di molteplici funzioni biologiche, inclusi i processi infiammatori. Un sonno adeguato e un ritmo circadiano ben regolato sono essenziali per mantenere l'equilibrio fisiologico, ridurre l'infiammazione e promuovere la salute generale.

Importanza del Sonno nel Controllo dell'Infiammazione:

Durante il sonno, il corpo svolge funzioni essenziali di riparazione e rigenerazione. La privazione del sonno o un sonno di cattiva qualità può portare a un aumento dei marker dell'infiammazione nel corpo, come la proteina C-reattiva (PCR) e l'interleuchina-6 (IL-6). Questi marker sono associati a varie condizioni di salute, comprese le malattie cardiovascolari, l'obesità e il diabete di tipo 2. Il sonno adeguato aiuta a moderare la risposta infiammatoria del corpo e a mantenere l'equilibrio del sistema immunitario.

Ritmi Circadiani e Salute:

I ritmi circadiani regolano molti aspetti della fisiologia umana, inclusi il ciclo sonno-veglia, la temperatura corporea, la digestione e la risposta ormonale. Un ritmo circadiano alterato, spesso causato da fattori come turni di lavoro irregolari, viaggi a lungo raggio ed esposizione inappropriata alla luce, può compromettere la salute metabolica e immunitaria e aumentare l'infiammazione. Mantenere un ritmo circadiano regolare è quindi fondamentale per la prevenzione delle malattie infiammatorie.

Strategie per Migliorare il Sonno e Regolare i Ritmi Circadiani:

- **Stabilità del Ciclo Sonno-Veglia:** Mantenere orari costanti per andare a letto e svegliarsi, anche nei fine settimana, per sincronizzare meglio il ritmo circadiano.
- **Controllo dell'Esposizione alla Luce:** La luce, in particolare la luce blu emessa dai dispositivi elettronici, può influenzare negativamente i ritmi circadiani. Limitare l'uso di dispositivi prima di coricarsi e garantire un'esposizione alla luce naturale durante il giorno può essere benefico.
- **Ambiente Conduttivo al Sonno:** Creare un ambiente di sonno tranquillo, buio e fresco. Usare mascherine per dormire e tappi per le orecchie può essere utile in ambienti rumorosi o luminosi.
- **Rilassamento Pre-Sonno:** Pratiche come la lettura, il bagno caldo o tecniche di rilassamento possono aiutare a calmare la mente e preparare il corpo al sonno.
- **Evitare Stimolanti e Pasti Pesanti:** Evitare caffeina e pasti pesanti nelle ore serali può migliorare la qualità del sonno.

Benefici a Lungo Termine del Sonno di Qualità:

Un sonno di qualità non solo riduce l'infiammazione, ma migliora anche la funzione cognitiva, l'umore e la vitalità generale. Inoltre, può aiutare a regolare l'appetito e il metabolismo, sostenendo la gestione del peso e riducendo il rischio di malattie legate all'obesità.

In conclusione, il sonno e i ritmi circadiani hanno un impatto significativo sulla salute immunitaria e infiammatoria. Prestare attenzione a questi aspetti può portare a una migliore gestione dell'infiammazione e a una salute generale ottimale. Il prossimo punto, esplorerà ulteriori pratiche quotidiane che possono essere integrate nella routine per aiutare a mitigare l'infiammazione e promuovere uno stile di vita sano e bilanciato.

7.4 Abitudini quotidiane per ridurre l'infiammazione

Integrare abitudini quotidiane per ridurre l'infiammazione è un elemento chiave nel promuovere una salute ottimale e nel prevenire una serie di malattie croniche. Queste abitudini, che vanno dalla dieta alla gestione dello stress, svolgono un ruolo cruciale nel mantenere il corpo in uno stato di equilibrio e benessere.

Innanzitutto, la dieta svolge un ruolo centrale nel modulare l'infiammazione. Adottare un regime alimentare ricco di alimenti antinfiammatori come frutta, verdura, grassi sani, proteine magre e cereali integrali può avere un impatto significativo. Questi alimenti forniscono nutrienti essenziali e antiossidanti che aiutano a combattere l'infiammazione. Inoltre, è importante limitare il consumo di alimenti pro-infiammatori come zuccheri raffinati, grassi trans, carni lavorate e cibi altamente trasformati.

La gestione dello stress è un'altra abitudine vitale. Lo stress cronico può innescare e peggiorare l'infiammazione. Pratiche come la meditazione, lo yoga, la respirazione profonda e passare del tempo nella natura possono aiutare a ridurre i livelli di stress. Anche tecniche come la terapia cognitivo-comportamentale e il counseling possono essere utili per gestire lo stress in modo efficace.

L'esercizio fisico regolare è essenziale per ridurre l'infiammazione. Attività come camminare, correre, nuotare o andare in bicicletta, oltre all'allenamento di resistenza, possono ridurre i marker infiammatori nel corpo. L'esercizio fisico non solo aiuta a controllare il peso corporeo, ma migliora anche la circolazione, aumenta i livelli di energia e favorisce un buon umore.

Il sonno gioca un ruolo fondamentale nella regolazione dell'infiammazione. Un sonno insufficiente o di scarsa qualità è stato collegato ad aumentati livelli di infiammazione. Pertanto, garantire un sonno di qualità, che include il mantenimento di un orario regolare, la creazione di un ambiente favorevole al sonno e l'evitare stimolanti prima di coricarsi, è cruciale.

Un altro aspetto importante è evitare o smettere di fumare e limitare il consumo di alcol, poiché queste abitudini contribuiscono all'infiammazione cronica.

L'acqua gioca un ruolo essenziale nella riduzione dell'infiammazione. Mantenere un'adeguata idratazione aiuta a eliminare le tossine dal corpo, supporta la funzione renale, migliora la digestione e aiuta a trasportare i nutrienti alle cellule.

Infine, l'adozione di un approccio olistico che include la cura di mente, corpo e spirito può contribuire significativamente alla riduzione dell'infiammazione. Pratiche come la gratitudine, passare del tempo con amici e familiari, e impegnarsi in hobby e attività che si amano possono migliorare il benessere generale e aiutare a gestire l'infiammazione.

Integrare queste abitudini quotidiane può essere un percorso efficace per ridurre l'infiammazione e promuovere la salute a lungo termine.

7.5 L'importanza di una comunità di supporto

L'importanza di una comunità di supporto nel contesto della gestione dell'infiammazione e del mantenimento di uno stile di vita sano non può essere sopravvalutata. Una comunità di supporto fornisce non solo incoraggiamento e motivazione, ma può anche offrire risorse preziose, condivisione di conoscenze e una rete di sostegno emotivo.

Una comunità di supporto può assumere molte forme. Può essere composta da amici e familiari, gruppi di supporto online, club di salute e fitness, gruppi di meditazione o yoga, o anche professionisti della salute come nutrizionisti, medici e terapeuti. Questi gruppi e individui possono offrire consigli, condividere esperienze, offrire conforto durante i momenti difficili e celebrare i successi.

Benefici del Supporto Sociale:

Il sostegno sociale ha dimostrato di avere effetti positivi sulla salute fisica e mentale. Le persone con una rete di supporto solida tendono a gestire meglio lo stress, un fattore chiave nella riduzione dell'infiammazione. Inoltre, il supporto sociale può aumentare la motivazione e l'impegno a mantenere abitudini salutari, come l'esercizio fisico regolare e una dieta equilibrata.

Condivisione di Esperienze e Strategie:

All'interno di una comunità di supporto, gli individui possono condividere strategie che hanno funzionato per loro, offrendo nuove idee e prospettive. Questo scambio di informazioni può essere particolarmente utile per coloro che sono nuovi a un certo stile di vita o che stanno affrontando sfide specifiche legate alla gestione dell'infiammazione.

Incoraggiamento e Responsabilità:

Avere qualcuno che capisce le sfide e celebra i progressi può essere estremamente motivante. La comunità può anche svolgere un ruolo di responsabilità, aiutando gli individui a rimanere fedeli ai loro obiettivi e incoraggiandoli a superare gli ostacoli.

Supporto Emotivo:

La gestione dell'infiammazione e l'adozione di un nuovo stile di vita possono essere emotivamente impegnative. Il sostegno emotivo da parte di amici, familiari o membri del gruppo può aiutare a mitigare sentimenti di isolamento, frustrazione o scoraggiamento.

Apprendimento Continuo:

Una comunità di supporto può essere una fonte inestimabile di apprendimento continuo. "Workshop", seminari, gruppi di discussione e altri eventi educativi organizzati all'interno della comunità possono fornire informazioni aggiornate e approfondimenti su vari aspetti della gestione dell'infiammazione e della salute generale.

Networking e Connessioni:

La comunità può offrire opportunità di networking, collegando individui a professionisti della salute, esperti nel settore e ad altre risorse utili. Queste connessioni possono essere preziose per approfondire la comprensione e trovare soluzioni personalizzate.

In conclusione, una comunità di supporto svolge un ruolo fondamentale nel percorso verso un benessere ottimale. Offre un ambiente di sostegno, incoraggiamento e risorse che possono potenziare gli sforzi individuali nella gestione dell'infiammazione e nel promuovere uno stile di vita sano. Questo approccio collettivo verso la salute e il benessere non solo migliora la qualità della vita dell'individuo, ma costruisce anche una rete di conoscenza e sostegno che può beneficiare molti altri all'interno e al di fuori della comunità.

Capitolo 8: Sfide e Soluzioni nella Dieta Antinfiammatoria

8.1 Superare le barriere psicologiche

Superare le barriere psicologiche è un aspetto fondamentale nel processo di adozione e mantenimento di uno stile di vita antinfiammatorio e sano. Molte persone si trovano a lottare non solo con le sfide fisiche, ma anche con ostacoli mentali ed emotivi che possono impedire il progresso. Comprendere e affrontare queste barriere è essenziale per realizzare un cambiamento duraturo e significativo.

Riconoscere e Affrontare le Barriere Mentali:

Le barriere psicologiche possono presentarsi in varie forme. Ad esempio, la resistenza al cambiamento è comune, poiché le abitudini consolidate sono spesso difficili da rompere. Molti possono sentirsi scoraggiati dai fallimenti passati o possono avere una percezione negativa della propria capacità di fare cambiamenti significativi. L'ansia o la paura del giudizio, sia da parte di sé stessi che degli altri, possono anche essere ostacoli significativi.

Per superare queste barriere, è fondamentale innanzitutto riconoscerle. Questo può essere fatto attraverso l'auto-riflessione o la consulenza con un professionista della salute mentale. Una volta identificate, è possibile sviluppare strategie per affrontarle. Ad esempio, impostare obiettivi piccoli e realistici può aiutare a costruire fiducia e momentum. Celebrare i piccoli successi lungo il percorso può anche rafforzare la motivazione e l'autostima.

Sviluppare una Mentalità Positiva:

Cambiare la propria mentalità da una di restrizione e privazione a una di nutrimento e autocura può avere un impatto profondo. Invece di concentrarsi su ciò che "non si può avere", è utile concentrarsi sui nuovi alimenti e abitudini che si stanno introducendo per migliorare la salute. La mindfulness e la gratitudine possono essere pratiche potenti in questo processo, aiutando a coltivare un atteggiamento più positivo verso il cibo e il proprio corpo.

Gestione delle Aspettative:

È importante avere aspettative realistiche e pazienza con sé stessi. I cambiamenti nello stile di vita, specialmente quelli legati alla dieta e all'esercizio fisico, richiedono tempo per mostrare risultati. Inoltre, è essenziale riconoscere che il percorso verso la salute e il benessere non è lineare e può essere costellato di alti e bassi.

Affrontare il Perfezionismo:

Il perfezionismo può essere un ostacolo significativo. Porsi aspettative irrealistiche o essere troppo duri con sé stessi in caso di scivolate può portare a frustrazione e scoraggiamento. Adottare un approccio più flessibile e gentile può aiutare a mantenere il percorso verso il benessere più sostenibile e piacevole.

Supporto Sociale e Professionale:

Cercare il sostegno di amici, familiari o gruppi di supporto può fornire incoraggiamento e comprensione. Inoltre, lavorare con professionisti della salute, come nutrizionisti, terapeuti o allenatori, può offrire una guida esperta e un supporto personalizzato.

In conclusione, superare le barriere psicologiche è un passaggio cruciale nel viaggio verso una vita più sana e antinfiammatoria. Riconoscere e affrontare attivamente queste sfide, sviluppando una mentalità positiva, gestendo le aspettative e cercando supporto, può portare a un cambiamento duraturo e migliorare significativamente la qualità della vita. Il prossimo punto, esplorerà come personalizzare l'approccio dietetico per adattarlo alle esigenze e alle condizioni individuali, riconoscendo che non esiste un approccio unico per tutti quando si tratta di salute e nutrizione.

8.2 Adattamento della dieta alle condizioni personali

Adattare la dieta alle condizioni personali è un aspetto fondamentale per garantire che il regime alimentare non solo contribuisca a ridurre l'infiammazione, ma sia anche sostenibile, piacevole e in linea con le esigenze individuali. Ogni persona è unica, con esigenze nutrizionali, gusti, stili di vita e sfide di salute diversi. Di conseguenza, una dieta efficace deve essere personalizzata per adattarsi a queste differenze individuali.

Comprendere le Proprie Esigenze Nutrizionali:

Il primo passo nell'adattare la dieta è comprendere le proprie esigenze nutrizionali specifiche. Queste possono variare in base a numerosi fattori, tra cui età, sesso, livello di attività fisica, condizioni di salute esistenti e obiettivi personali, come la perdita di peso, il miglioramento dell'energia o la gestione di una condizione cronica. Ad esempio, qualcuno che è molto attivo potrebbe avere bisogno di più calorie e proteine, mentre qualcuno con problemi digestivi potrebbe dover evitare certi cibi irritanti.

Personalizzazione in Base alle Condizioni di Salute:

Per coloro che hanno condizioni di salute specifiche, come il diabete, malattie cardiache o disturbi autoimmuni, è essenziale personalizzare la dieta per gestire e migliorare queste condizioni. Questo può includere la regolazione dei livelli di zuccheri, grassi o sale nella dieta, o l'inclusione di alimenti che supportano specifici obiettivi di salute. Collaborare con professionisti della salute, come nutrizionisti o medici, può fornire indicazioni preziose per questa personalizzazione.

Preferenze Alimentari e Culturali:

Le preferenze alimentari individuali e le influenze culturali giocano un ruolo importante nella dieta. Una dieta che non considera questi aspetti è meno probabile che sia seguita a lungo termine. Ad esempio, per qualcuno a cui piacciono i sapori piccanti, includere spezie ed erbe antinfiammatorie può rendere i pasti più gustosi e soddisfacenti. Allo stesso modo, adattare le ricette tradizionali per renderle più antinfiammatorie può aiutare a mantenere un senso di familiarità e comfort.

Gestione di Allergie e Intolleranze Alimentari:

Per le persone con allergie o intolleranze alimentari, è cruciale adattare la dieta per evitare questi alimenti. Questo può significare trovare sostituzioni adeguate che non scatenino reazioni avverse, mantenendo al contempo l'equilibrio nutrizionale.

Equilibrio e Varietà:

Una dieta personalizzata deve essere equilibrata e variata per assicurare un apporto adeguato di tutti i nutrienti essenziali. Questo include una gamma di diversi tipi di frutta e verdura, proteine, grassi sani e cereali integrali. Variare regolarmente i cibi consumati può anche aiutare a prevenire la noia alimentare e garantire una gamma completa di nutrienti.

Ascoltare il Proprio Corpo:

Infine, è essenziale ascoltare i segnali del proprio corpo e regolare la dieta di conseguenza. Questo può significare notare come certi cibi influenzano l'energia, il sonno, la digestione e il benessere generale e poi regolare la dieta per massimizzare questi aspetti positivi.

Adattare la dieta alle condizioni personali richiede tempo, sperimentazione e a volte la guida di esperti. Tuttavia, il risultato è un regime alimentare che non solo supporta la salute e riduce l'infiammazione, ma che è anche piacevole e adattato alle esigenze e alle preferenze personali.

8.3 Uso di integratori e superfoods

L'integrazione di integratori e superfoods nella dieta può essere un approccio efficace per migliorare la salute generale e combattere l'infiammazione. Tuttavia, è importante comprendere che questi elementi dovrebbero integrare, piuttosto che sostituire, una dieta equilibrata e salutare.

Integratori:

Gli integratori possono aiutare a colmare eventuali carenze nutrizionali e fornire sostanze benefiche che potrebbero essere difficili da ottenere solo attraverso la dieta. Per esempio, gli integratori di omega-3, derivati da olio di pesce o alghe, sono noti per le loro proprietà antinfiammatorie. Altri integratori come la vitamina D, il magnesio e i probiotici possono sostenere la salute immunitaria, il benessere dei muscoli e della digestione.

Tuttavia, è cruciale consultare un professionista della salute prima di iniziare qualsiasi regime di integratori, specialmente per individui con condizioni mediche preesistenti o che assumono altri farmaci. La qualità degli integratori è altrettanto importante; è preferibile scegliere prodotti di alta qualità, idealmente raccomandati da un professionista sanitario.

Superfoods:

I superfoods sono alimenti che sono particolarmente densi di nutrienti e benefici per la salute. Spesso includono una varietà di frutta e verdura, come bacche, foglie verdi e semi di chia, che sono ricchi di antiossidanti, vitamine e minerali. Altri superfoods come la curcuma, lo zenzero e l'aglio non solo aggiungono sapore ai piatti, ma offrono anche potenti proprietà antinfiammatorie.

Includere questi superfoods nella dieta quotidiana può migliorare l'assunzione di nutrienti essenziali, supportare la salute immunitaria e ridurre l'infiammazione. Tuttavia, è importante ricordare che nessun alimento singolo è una panacea; una dieta varia e bilanciata è fondamentale.

Cautela nell'Uso di Integratori e Superfoods:

Bisogna procedere con cautela quando si introducono integratori e superfoods nella dieta. In alcuni casi, possono verificarsi interazioni con farmaci o effetti collaterali. Per esempio, alti dosaggi di curcuma possono interferire con alcuni farmaci anticoagulanti. Pertanto, una comunicazione aperta con i professionisti della salute è essenziale.

Integrazione nel Contesto di una Dieta Equilibrata:

Gli integratori e i superfoods dovrebbero essere visti come complementi di una dieta già sana. Ciò significa dare priorità a un'ampia varietà di frutta e verdura, fonti di proteine magre, grassi sani e cereali integrali, e utilizzare integratori e superfoods come un "extra" per ottimizzare la salute.

In conclusione, mentre gli integratori e i superfoods possono offrire benefici aggiuntivi, è fondamentale mantenere una prospettiva equilibrata, ricordando che la base di una salute ottimale è una dieta varia e nutriente.

8.4 Gestione dei fallimenti e dei contraccolpi

Gestire i fallimenti e i contraccolpi è un aspetto cruciale nel viaggio verso uno stile di vita più sano e nel controllo dell'infiammazione. È naturale incontrare ostacoli e sfide lungo il cammino; tuttavia, la chiave sta nel modo in cui si reagisce e si adatta a questi contrattempi.

Accettazione e Comprensione:

Il primo passo nella gestione dei fallimenti è accettarli come parte del processo. Nessun percorso verso il cambiamento è privo di ostacoli. Riconoscere che i contrattempi sono normali e prevedibili può aiutare a ridurre la frustrazione e il senso di colpa. È importante analizzare le cause dei contraccolpi, che possono includere stress emotivo, situazioni impreviste o mancanza di pianificazione.

Imparare dai Fallimenti:

Ogni fallimento offre un'opportunità di apprendimento. Ad esempio, se un cedimento alla tentazione di cibi pro-infiammatori si verifica, può essere utile esaminare le circostanze che hanno portato a tale scelta. Forse era dovuto a stress, fame o semplice abitudine. Comprendere le circostanze aiuta a sviluppare strategie per evitare situazioni simili in futuro.

Rimodellare le Aspettative e gli Obiettivi:

A volte, i contrattempi possono indicare che gli obiettivi iniziali erano troppo ambiziosi o non completamente allineati con le capacità o le circostanze personali. In questi casi, può essere utile rimodellare gli obiettivi per renderli più realistici e raggiungibili. Questo non significa abbassare gli standard, ma piuttosto adattare gli obiettivi a una visione più realistica del proprio stile di vita e delle capacità.

Strategie di Coping Positive:

Sviluppare strategie di coping positive è fondamentale. Ciò può includere tecniche di gestione dello stress come meditazione, attività fisica o passare del tempo in natura. Trovare modi salutari per affrontare le emozioni può prevenire ricadute in abitudini alimentari malsane.

Sostegno e Responsabilità:

Avere una rete di supporto può essere di grande aiuto. Parlare con amici, familiari o un gruppo di supporto può offrire conforto e consigli pratici. In alcuni casi, lavorare con un professionista della salute può fornire la guida e il supporto necessari per superare i contrattempi.

Celebrazione dei Successi:

È importante celebrare i successi, non importa quanto piccoli. Riconoscere e apprezzare i progressi fatti può aumentare la motivazione e la fiducia in sé stessi.

Ripresa e Adattamento:

Dopo un contrattempo, è importante non lasciarsi scoraggiare, ma piuttosto riprendere il percorso il prima possibile. Questo può significare tornare alle abitudini sane il giorno successivo o anche immediatamente dopo aver riconosciuto lo scivolone.

In conclusione, la gestione dei fallimenti e dei contraccolpi richiede un approccio equilibrato e flessibile. Accettare che i contrattempi fanno parte del viaggio, imparare da essi e adattare gli obiettivi e le strategie, di conseguenza, possono aiutare a mantenere il percorso verso uno stile di vita sano e la riduzione dell'infiammazione. Il prossimo punto, "esplorerà strategie per sostenere e mantenere le abitudini salutari nel tempo, garantendo così una salute duratura e un benessere generale.

8.5 Mantenimento a lungo termine

Il mantenimento a lungo termine di uno stile di vita sano, particolarmente in contesti di diete antinfiammatorie o di cambiamenti significativi nelle abitudini alimentari e di esercizio, è una sfida che richiede impegno, strategia e, soprattutto, una comprensione del fatto che il viaggio verso la salute è un processo continuo. Questa fase non riguarda solo il persistere in ciò che si è iniziato, ma anche l'adattamento e la crescita attraverso il tempo.

Integrazione nelle Routine Quotidiane:

La chiave per il mantenimento a lungo termine è rendere gli stili di vita salutari una parte integrante della routine quotidiana, piuttosto che vederli come un onere o un'attività extra. Ciò significa trovare modi per incorporare scelte alimentari sane, attività fisica e strategie di gestione dello stress nella vita di tutti i giorni in modo che diventino abitudini quasi automatiche.

Adattabilità e Flessibilità:

Un approccio flessibile è essenziale. La vita cambia e con essa cambiano le circostanze, le esigenze del corpo e le preferenze personali. Essere in grado di adattare la dieta, l'esercizio e le altre abitudini di vita in risposta a questi cambiamenti è fondamentale per il successo a lungo termine. Questo può significare modificare il tipo di esercizio fisico che si pratica, sperimentare nuovi alimenti o ricette, o trovare nuovi modi per gestire lo stress.

Monitoraggio e Autovalutazione:

Il mantenimento a lungo termine beneficia del monitoraggio regolare e dell'autovalutazione. Ciò può includere la valutazione periodica degli obiettivi di salute, il monitoraggio dei progressi e l'identificazione delle aree che necessitano di maggiore attenzione. Questo processo di autovalutazione aiuta a rimanere consapevoli e proattivi riguardo alla propria salute.

Supporto Sociale e Professionale:

Mantenere connessioni con una comunità di supporto o con professionisti della salute può fornire la motivazione e la guida necessarie per continuare. Il supporto può venire da amici e familiari, gruppi di supporto, professionisti della salute o persino da comunità online.

Educazione Continua:

Restare informati sulle ultime ricerche e tendenze in materia di salute e nutrizione può fornire nuove idee e rinfrescare la motivazione. Partecipare a workshop, leggere libri o articoli, o frequentare seminari può essere estremamente utile.

Gestione di Stress e Recupero:

Il recupero è tanto importante quanto l'attività. Assicurarsi che il corpo e la mente abbiano tempo per rilassarsi e rigenerarsi è cruciale. Tecniche di rilassamento, sonno di qualità e gestione dello stress sono tutti aspetti importanti del mantenimento a lungo termine.

Celebrazione dei Successi:

Riconoscere e celebrare i traguardi raggiunti, non importa quanto piccoli, può fornire una motivazione continua. Questo riconoscimento aiuta a mantenere un senso di realizzazione e a rafforzare l'impegno verso uno stile di vita sano.

In conclusione, il mantenimento a lungo termine di un cambiamento nello stile di vita richiede un approccio olistico e adattabile. Attraverso l'integrazione di abitudini salutari nella vita quotidiana, rimanendo flessibili e aperti ai cambiamenti, monitorando i progressi e ricercando supporto e educazione, è possibile sostenere e migliorare la salute e il benessere per anni a venire. Il prossimo punto, esplorerà ulteriormente come mantenere l'impulso e la motivazione necessari per proseguire in questo percorso di salute e benessere a lungo termine.

8.6 Strategie per rimanere motivati

Mantenere la motivazione nel lungo termine è una componente essenziale nel viaggio verso una vita più sana, specialmente quando si affrontano cambiamenti legati alla dieta e allo stile di vita. La motivazione può oscillare e subire delle sfide, quindi è importante avere strategie per rinvigorirla e mantenerla costante.

Stabilire Obiettivi Chiari e Realistici:

Iniziare con obiettivi chiari e raggiungibili è fondamentale per mantenere la motivazione. Gli obiettivi dovrebbero essere **S**pecifici, **M**isurabili, "**A**chievable" (ottenibile), **R**aggiungibili, rilevanti e limitati nel **T**empo **(SMART).** Ad esempio, anziché un generico "voglio essere più sano", un obiettivo più specifico potrebbe essere "camminerò per 30 minuti al giorno, 5 giorni alla settimana". Avere obiettivi chiari aiuta a focalizzare gli sforzi e fornisce una sensazione di direzione e scopo.

Registrare i Progressi:

Tenere traccia dei progressi, sia che si tratti di miglioramenti fisici, come la perdita di peso o l'aumento della forza, sia di cambiamenti nello stato d'animo e nei livelli di energia, può essere molto motivante. Registrare i progressi in un diario o utilizzare un'app può aiutare a visualizzare i miglioramenti nel tempo e rafforzare il senso di realizzazione.

Cercare Ispirazione:

Trova ispirazione da varie fonti. Questo può includere leggere storie di successo di altre persone, unirsi a gruppi online, partecipare a seminari o ascoltare podcast. L'ispirazione può anche venire dall'interno, riflettendo sui propri motivi personali e sui benefici che si spera di ottenere.

Supporto della Comunità:

Unirsi a una comunità di persone con obiettivi simili può essere estremamente motivante. Che si tratti di un gruppo di fitness locale, un gruppo di supporto online o amici e familiari, avere persone con cui condividere le proprie esperienze, sfide e successi può fornire un livello di supporto e incoraggiamento insostituibile.

Ricompensarsi:

Stabilire un sistema di ricompense per quando si raggiungono obiettivi a breve termine può essere un ottimo modo per rimanere motivati. Le ricompense dovrebbero essere significative ma non contraddittorie agli obiettivi di salute. Ad esempio, dopo una settimana di attività fisica costante, si potrebbe pianificare una serata di relax o un massaggio.

Mantenere la Flessibilità:

Essere flessibili con sé stessi e adattare gli obiettivi e le strategie a cambiamenti di vita e sfide impreviste è essenziale. La rigidità può portare a frustrazione e demotivazione, mentre l'adattabilità può contribuire a una motivazione sostenuta.

Riconoscere e Accettare i Contrattempi:

I contrattempi sono parte normale di qualsiasi percorso di cambiamento. Riconoscerli, accettarli e imparare da essi, invece di lasciarsi scoraggiare, può aiutare a mantenere una prospettiva positiva e a rafforzare la resilienza.

Mantenere una Visione a Lungo Termine:

Infine, mantenere una visione a lungo termine e ricordare i motivi più profondi per cui si è scelto di adottare uno stile di vita più sano può aiutare a rimanere centrati e motivati. Ricordare i benefici per la salute, il benessere e la qualità della vita a lungo termine può essere un potente motore di perseveranza.

In conclusione, rimanere motivati nel lungo termine richiede un mix di strategie pratiche, supporto emotivo, flessibilità e una chiara comprensione dei propri obiettivi e motivazioni. Con queste strategie, è possibile non solo raggiungere, ma anche mantenere uno stile di vita sano e antinfiammatorio.

Capitolo 9: Nutrire il Corpo e la Mente

9.1 Il concetto di nutrizione olistica

Il concetto di nutrizione olistica si basa sull'idea che il cibo non è solo un mezzo per fornire energia e nutrienti essenziali al corpo, ma è anche una componente fondamentale per il benessere generale di una persona, inclusa la salute mentale, emotiva e fisica. Questo approccio considera l'interazione tra tutti questi aspetti della salute e il modo in cui la nostra dieta può influenzarli.

Nutrizione Olistica: Un Approccio Integrale alla Salute:

La nutrizione olistica si focalizza su una dieta equilibrata e naturale che fornisce al corpo tutti i nutrienti necessari per funzionare al meglio. Questo non significa solo mangiare cibi sani, ma anche comprendere e rispettare il corpo, ascoltando i suoi segnali e rispondendo in modo appropriato alle sue esigenze.

Connessione Corpo-Mente:

Nel contesto olistico, si riconosce che c'è una forte connessione tra la mente e il corpo. Le scelte alimentari possono avere un impatto significativo non solo sulla salute fisica, ma anche sul benessere emotivo e mentale. Ad esempio, una dieta ricca di zuccheri e grassi saturi può peggiorare l'umore e contribuire a problemi come stress e ansia, mentre una dieta ricca di frutta, verdura, proteine magre e grassi sani può migliorare l'energia e l'umore.

Alimentazione Consapevole e Intenzionale:

Una parte essenziale della nutrizione olistica è l'alimentazione consapevole, ovvero l'essere completamente presenti durante il pasto, ascoltando i segnali di fame e sazietà del corpo e apprezzando i cibi che si consumano. Questo aiuta a evitare il mangiare eccessivo o emotivo e promuove una relazione più sana con il cibo.

Qualità e Origine degli Alimenti:

La nutrizione olistica enfatizza anche l'importanza della qualità e dell'origine degli alimenti. Cibi biologici, locali e di stagione sono spesso preferiti per i loro benefici nutrizionali superiori e per il minore impatto ambientale. Anche evitare additivi, conservanti e cibi eccessivamente trasformati è un aspetto chiave di questo approccio.

Integrazione di Erbe e Integratori Naturali:

Oltre agli alimenti, la nutrizione olistica può includere l'uso di erbe e integratori naturali per supportare la salute generale. Queste sostanze possono essere utilizzate per migliorare la digestione, rafforzare il sistema immunitario, ridurre l'infiammazione e supportare la salute mentale.

Stile di Vita Olistico:

La nutrizione olistica è spesso accompagnata da uno stile di vita che include esercizio fisico regolare, gestione dello stress, sonno adeguato e altre pratiche di benessere come la meditazione o lo yoga. Questo approccio olistico riconosce che tutti questi elementi lavorano insieme per promuovere la salute ottimale.

In conclusione, la nutrizione olistica è molto più di una semplice dieta. È un approccio complessivo alla salute e al benessere che integra mente, corpo e spirito. Attraverso scelte alimentari consapevoli e uno stile di vita equilibrato, la nutrizione olistica cerca di ottimizzare la salute generale e migliorare la qualità della vita.

9.2 Alimenti che migliorano la funzione cognitiva e l'umore

Gli alimenti che consumiamo possono avere un impatto significativo sulla nostra funzione cognitiva e sul nostro umore. Una dieta che favorisce la salute del cervello e il benessere mentale è ricca di nutrienti essenziali che supportano la neuroplasticità, la funzione dei neurotrasmettitori e l'equilibrio ormonale. Esplorare gli alimenti che possono migliorare la funzione cognitiva e l'umore è fondamentale per ottimizzare il benessere mentale e fisico.

Alimenti Ricchi di Omega-3:

- **Pesci Grassi:** Salmone, sgombro, e sardine sono eccellenti fonti di acidi grassi omega-3, che sono essenziali per la salute del cervello. Gli omega-3, in particolare l'EPA e il DHA, sono noti per il loro ruolo nel ridurre l'infiammazione e nel supportare la struttura e la funzione delle cellule cerebrali.
- **Semi di Lino e Chia:** Per chi segue una dieta vegetariana o vegana, i semi di lino e di chia sono alternative vegetali ricche di omega-3.

Antiossidanti per la Protezione Neuronale:

- **Frutta a Bacca:** Bacche come mirtilli, lamponi e fragole sono ricchi di antiossidanti che possono aiutare a proteggere il cervello dal danno ossidativo.
- **Verdure a Foglia Verde:** Spinaci, cavolo e altre verdure a foglia verde sono fonti di antiossidanti, vitamine e minerali che supportano la funzione cognitiva.

Carboidrati Complessi e Fibre:

- **Cereali Integrali e Legumi:** Alimenti come avena, quinoa, lenticchie e fagioli offrono carboidrati complessi e fibre, che forniscono un rilascio di energia più stabile, importante per mantenere la concentrazione e prevenire sbalzi di umore.

Proteine Magre per i Neurotrasmettitori:

- **Pollo, Tacchino e Legumi:** Forniscono proteine magre che sono essenziali per la produzione di neurotrasmettitori come la serotonina, che influisce sull'umore e sul sonno.

Alimenti Ricchi di Vitamine B:

- **Noci e Semi:** Sono fonti di vitamine del gruppo B, cruciali per la salute del cervello e la produzione di energia. La vitamina B12, in particolare, è importante per la funzione cognitiva e può essere trovata in alimenti animali o integratori per chi segue diete vegetariane o vegane.

Magnesio e Selenio:

- **Frutta Secca e Semi di Zucca:** Questi alimenti sono ricchi di magnesio e selenio, minerali che supportano la salute del cervello e aiutano a ridurre lo stress e l'ansia.

Alimenti Fermentati per la Salute Intestinale:

- **Yogurt, Kefir e Kimchi:** La salute intestinale è strettamente legata al benessere mentale. Alimenti fermentati che contengono probiotici possono migliorare la flora intestinale e, di conseguenza, l'umore e la funzione cognitiva.

Idratazione:

- **Acqua:** Mantenere un'adeguata idratazione è vitale per il funzionamento ottimale del cervello e può influenzare la concentrazione e la chiarezza mentale.

Incorporare questi alimenti nella dieta quotidiana può contribuire a migliorare la funzione cognitiva e l'umore. È importante sottolineare che una dieta equilibrata, insieme a un adeguato sonno e gestione dello stress, forma il fondamento per una salute mentale e cognitiva ottimale. Il prossimo punto, esplorerà come le pratiche di mindfulness e la consapevolezza alimentare possano ulteriormente migliorare la relazione con il cibo e supportare il benessere mentale e fisico.

9.3 Tecniche di mindfulness e alimentazione consapevole

Le tecniche di mindfulness e l'alimentazione consapevole rappresentano un approccio rivoluzionario al cibo, che va oltre la semplice nutrizione fisica. Queste pratiche enfatizzano l'importanza della consapevolezza nel processo di alimentazione, promuovendo un rapporto più sano e attento con il cibo. L'alimentazione consapevole non si limita a cosa mangiamo, ma si estende a come, perché e dove mangiamo.

Comprendere la Mindfulness Alimentare:

- **Presenza Mentale Durante i Pasti:** La mindfulness alimentare coinvolge essere completamente presenti durante i pasti, focalizzando l'attenzione sulle sensazioni fisiche, sui sapori, sugli odori e sulle texture del cibo. Questo aiuta a riconoscere i segnali di fame e sazietà del corpo e a evitare il mangiare eccessivo o emotivo.
- **Ascoltare il Corpo:** Imparare ad ascoltare e rispettare i segnali di fame e sazietà del corpo è fondamentale. Ciò significa mangiare quando si ha fame e smettere quando ci si sente soddisfatti, piuttosto che pieni.
- **Riconoscimento delle Emozioni:** Identificare le emozioni che spesso portano a mangiare in modo impulsivo o non salutare, come stress, tristezza o noia.

Tecniche Pratiche di Mindfulness Alimentare:

- **Mangiare Senza Distrazioni:** Evitare di mangiare mentre si guarda la TV, si lavora al computer o si usa il telefono. Mangiare senza distrazioni permette di concentrarsi completamente sul pasto.
- **Masticazione Lenta e Attenta:** Dedicare tempo a masticare bene il cibo. Questo non solo aiuta la digestione, ma permette anche di assaporare pienamente ogni boccone.

- **Creare un Ambiente Calmo per i Pasti:** Mangiare in un ambiente tranquillo e rilassante può aiutare a creare un'atmosfera più consapevole e attenta.

Benefici della Mindfulness Alimentare:

- **Miglioramento della Digestione:** Mangiare lentamente e con attenzione può migliorare la digestione e l'assorbimento dei nutrienti.
- **Riduzione dell'Alimentazione Emotiva:** Essere più consapevoli delle proprie emozioni può aiutare a identificare quando si mangia per motivi emotivi piuttosto che per fame fisica.
- **Maggiore Soddisfazione dai Pasti:** Concentrandosi sul momento presente e sull'esperienza di mangiare, si può trovare maggiore soddisfazione e piacere nel cibo.

Integrazione della Mindfulness nella Vita Quotidiana:

- **Pratica Regolare:** La mindfulness può essere praticata in qualsiasi momento della giornata, non solo durante i pasti. Tecniche come la meditazione, la respirazione profonda e la consapevolezza del momento presente possono essere integrate nella routine quotidiana.
- **Attività Mindful:** Coinvolgere attività mindful come il giardinaggio, la passeggiata nella natura o la cucina consapevole possono rafforzare il collegamento tra cibo, corpo e mente.

In conclusione, le tecniche di mindfulness e l'alimentazione consapevole offrono un percorso per sviluppare un rapporto più sano e equilibrato con il cibo, riconoscendo l'importanza di come il nostro approccio al cibo influisce sul nostro benessere fisico, mentale ed emotivo. Adesso esploreremo più a fondo come la nostra dieta influenzi non solo la nostra salute fisica, ma anche il nostro stato mentale e le nostre emozioni, sottolineando l'interconnessione tra nutrizione e salute mentale.

9.4 Il legame tra dieta, mente ed emozioni

Il legame tra dieta, mente ed emozioni è un campo di studio in rapida espansione che esplora come ciò che mangiamo influenzi non solo il nostro corpo, ma anche la nostra salute mentale e le nostre emozioni. Questo collegamento olistico sottolinea l'importanza di una dieta equilibrata per il benessere generale e la funzione cognitiva.

Alimentazione e Salute Mentale:

Recenti ricerche hanno dimostrato che la dieta gioca un ruolo cruciale nel modulare il nostro stato d'animo e le funzioni cognitive. Ad esempio, una dieta ricca di zuccheri raffinati e grassi saturi è stata collegata a un aumento del rischio di depressione e ansia. Al contrario, una dieta ricca di frutta, verdura, proteine magre e grassi sani, come quelli presenti negli oli di pesce, può contribuire a migliorare l'umore e ridurre il rischio di disturbi mentali.

Neurotrasmettitori e Alimentazione:

I neurotrasmettitori, che sono sostanze chimiche del cervello che influenzano l'umore e le emozioni, sono significativamente influenzati dalla dieta. Aminoacidi come il triptofano, necessari per la produzione di serotonina (spesso chiamata l'ormone della felicità), si trovano in alimenti come il tacchino, i semi di zucca e il formaggio. Una carenza di triptofano può portare a una diminuzione dei livelli di serotonina, influenzando l'umore e potenzialmente contribuendo a stati di depressione.

Influenza dei Micronutrienti:

I micronutrienti, come vitamine e minerali, hanno un impatto diretto sulla salute mentale. La vitamina D, spesso chiamata la vitamina del sole, è stata collegata alla riduzione dei sintomi della depressione. Allo stesso modo, carenze di minerali come il magnesio e il ferro possono avere effetti negativi sull'umore e sulla funzione cognitiva.

Ruolo dell'Intestino nella Salute Mentale:

L'intestino è spesso definito come il "secondo cervello" a causa del suo ruolo cruciale nella salute mentale. Un intestino sano, supportato da una dieta ricca di fibre, probiotici e prebiotici, può migliorare la salute mentale e ridurre l'ansia e lo stress. La flora intestinale può influenzare la produzione di neurotrasmettitori, che a loro volta influenzano l'umore e il comportamento.

Equilibrio Ormonale e Alimentazione:

Gli ormoni, che regolano tutto, dall'umore al metabolismo, sono influenzati dalla dieta. Una dieta squilibrata può alterare l'equilibrio ormonale, portando a variazioni dell'umore e influenzando la salute mentale. Un'alimentazione equilibrata aiuta a mantenere questo equilibrio ormonale.

Alimentazione e Stress:

Il cibo può anche giocare un ruolo nel modo in cui il corpo risponde allo stress. Ad esempio, una dieta povera può esacerbare la risposta allo stress del corpo, mentre una dieta nutritiva può aiutare a moderarla.

In conclusione, la relazione tra dieta, mente ed emozioni è profonda e complessa. Una dieta sana e bilanciata non solo nutre il corpo, ma sostiene anche la salute mentale e regola le emozioni.

9.5 Creare una routine che nutre corpo e mente

Creare una routine che nutre sia il corpo sia la mente è fondamentale per raggiungere un benessere olistico. Una routine ben pianificata che incorpora abitudini salutari può influenzare positivamente la salute fisica, la funzione cognitiva, l'umore e il benessere emotivo. Questo approccio integrato richiede la considerazione di vari aspetti della vita quotidiana, dalla dieta all'esercizio fisico, dal sonno alla gestione dello stress.

Dieta Equilibrata e Nutriente:

- **Pianificazione dei Pasti:** Includere una varietà di alimenti nutrienti in ogni pasto. Questo significa bilanciare proteine magre, carboidrati complessi, grassi sani e una varietà di frutta e verdura.
- **Mindfulness Alimentare:** Praticare l'alimentazione consapevole, concentrarsi sui sapori, le texture e i profumi del cibo e ascoltare i segnali di fame e sazietà del corpo.

Esercizio Fisico Regolare:

- **Routine di Attività Fisica:** Incorporare un mix di esercizi cardiovascolari, di forza e di flessibilità. Questo può includere camminare, andare in bicicletta, yoga o allenamento con i pesi.

- **Attività all'Aria Aperta:** Passare del tempo all'aria aperta, che può includere escursionismo, giardinaggio o semplicemente passeggiare in un parco, per beneficiare della natura e dell'esposizione alla luce solare.

Gestione dello Stress e Rilassamento:

- **Tecniche di Riduzione dello Stress:** Praticare regolarmente la meditazione, la respirazione profonda o il tai chi per ridurre lo stress e migliorare la salute mentale.
- **Tempo per Hobby e Interessi:** Dedicare del tempo a attività che portano gioia e soddisfazione, come leggere, dipingere o suonare uno strumento musicale.

Sonno di Qualità:

- **Routine Serale Rilassante:** Creare una routine serale che favorisca il rilassamento e prepari il corpo al sonno, come leggere un libro o fare un bagno caldo.
- **Ambiente Conduttivo al Sonno:** Assicurarsi che la camera da letto sia tranquilla, buia e fresca e limitare l'uso di dispositivi elettronici prima di andare a letto.

Connessione Sociale e Supporto Emotivo:

- **Relazioni Positive:** Coltivare e mantenere relazioni significative con familiari e amici.
- **Gruppi di Supporto o Comunità:** Partecipare a gruppi o comunità che condividono interessi simili, come gruppi di fitness, club del libro o gruppi di meditazione.

<u>**Apprendimento e Crescita Personale:**</u>

- **Educazione Continua:** Dedicarsi all'apprendimento continuo, che può essere legato alla salute, alla cucina, all'esercizio fisico o a qualsiasi altro interesse personale.
- **Autosviluppo:** Praticare l'auto-riflessione regolare per comprendere meglio se stessi e le proprie esigenze.

Incorporare questi elementi in una routine quotidiana aiuta a nutrire sia il corpo sia la mente, creando un equilibrio che sostiene il benessere generale. Ogni aspetto di questa routine contribuisce a costruire un fondamento solido per la salute fisica e mentale, consentendo alle persone di affrontare le sfide della vita con maggiore resilienza e positività.

9.6 Esercizi pratici di mindfulness alimentare

La mindfulness alimentare è una pratica che coinvolge la piena consapevolezza e attenzione durante il processo di alimentazione. Questa pratica può aiutare a migliorare la relazione con il cibo, aumentare la soddisfazione del pasto, e promuovere scelte alimentari più sane. Di seguito sono presentati alcuni esercizi pratici di mindfulness alimentare che possono essere integrati nella routine quotidiana.

<u>**1. Esercizio di Respirazione Pre-Pasto:**</u>

- Prima di iniziare a mangiare, dedica un momento per una breve sessione di respirazione profonda.
- Siediti comodamente, chiudi gli occhi e fai tre respiri profondi e lenti, concentrandoti sul respiro.

- Questo aiuta a centrare la mente, ridurre lo stress e prepararti a mangiare con attenzione.

2. Esplorazione Sensoriale del Cibo:

- Prima di iniziare a mangiare, osserva il cibo nel tuo piatto. Nota i colori, le forme e le texture.
- Porta un boccone di cibo alla bocca e prima di masticare, esplora il suo odore e la sua consistenza.
- Quando inizi a masticare, fai attenzione a come cambia la consistenza del cibo e a come si sviluppano i sapori.

3. Masticazione Consapevole:

- Concentrati su ogni boccone, masticando lentamente e completamente. Cerca di masticare ogni boccone almeno 10-15 volte.
- Fai attenzione a come il sapore del cibo cambia man mano che lo mastichi e a come questo processo influisce sulla tua percezione del gusto.

4. Pausa di Metà Pasto:

- A metà del tuo pasto, metti giù le posate e fai una breve pausa.
- Valuta il tuo livello di fame e sazietà. Chiediti se stai ancora mangiando per fame o per abitudine.
- Usa questa pausa per riconnetterti con la tua esperienza di mangiare e per regolare il resto del tuo pasto di conseguenza.

5. Apprezzamento del Cibo:

- Durante il pasto, prenditi un momento per esprimere gratitudine per il cibo che stai mangiando.
- Pensa alla provenienza del cibo, al lavoro che c'è dietro la sua preparazione e a come nutre il tuo corpo.

6. Diario Alimentare Mindful:

- Dopo i pasti, considera di tenere un diario alimentare dove annoti non solo ciò che hai mangiato, ma anche come ti sei sentito prima, durante e dopo aver mangiato.
- Questo può aiutare a identificare modelli nel tuo comportamento alimentare e ad aumentare la consapevolezza delle tue abitudini alimentari.

7. Ascolto del Corpo Post-Pasto:

- Dopo aver finito di mangiare, prenditi un momento per valutare come ti senti. Nota qualsiasi sensazione di pienezza, soddisfazione o disagio.
- Questo esercizio può aiutarti a sviluppare una maggiore consapevolezza dei segnali del tuo corpo e a migliorare la tua capacità di rispondere alle sue esigenze.

Incorporare questi esercizi di mindfulness alimentare nella routine quotidiana può migliorare significativamente il rapporto con il cibo e supportare una salute olistica. Oltre a favorire scelte alimentari più sane, la mindfulness alimentare può aumentare il piacere e la soddisfazione tratti dai pasti, contribuendo a una maggiore consapevolezza e apprezzamento per il nutrimento che il cibo fornisce.

Capitolo 10: Personalizzazione della Dieta Antinfiammatoria

10.1 Identificare il proprio tipo metabolico

Identificare il proprio tipo metabolico è un passo essenziale per personalizzare un piano alimentare che si adatti alle esigenze individuali, specialmente quando si tratta di adottare una dieta antinfiammatoria. Il tipo metabolico di una persona determina come il suo corpo converte il cibo in energia e può influenzare una vasta gamma di fattori, dalla gestione del peso alla salute generale.

Che Cos'è il Tipo Metabolico?

Il concetto di tipo metabolico si basa sull'idea che le persone metabolizzano i nutrienti in modi diversi. Queste differenze possono essere influenzate da vari fattori, tra cui genetica, età, sesso, livello di attività fisica e condizioni di salute. Comprendere il proprio tipo metabolico può aiutare a scegliere gli alimenti più adatti per il proprio corpo, migliorando l'energia, la salute e il benessere generale.

Tipi Metabolici Comuni:

- **Tipo Metabolico Carboidrato:** Individui in questa categoria tendono a metabolizzare i carboidrati in modo efficiente, mentre possono avere difficoltà a processare grassi e proteine. Di solito si sentono meglio con diete ricche di carboidrati di qualità e a basso contenuto di grassi.
- **Tipo Metabolico Proteine:** Queste persone metabolizzano le proteine e i grassi più efficientemente dei carboidrati. Possono

beneficiare di una dieta più ricca di proteine e grassi, con un consumo moderato di carboidrati.

- **Tipo Metabolico Misto:** Gli individui con questo tipo metabolico hanno bisogno di un equilibrio tra carboidrati, proteine e grassi. Essi hanno un sistema digestivo versatile che può gestire una varietà di alimenti.

Come Identificare il Proprio Tipo Metabolico:

- **Autovalutazione:** Registrare come ci si sente dopo aver mangiato diversi tipi di cibo. Ad esempio, se ti senti stanco dopo un pasto ricco di carboidrati, potresti essere un tipo metabolico proteico.
- **Monitoraggio della Fame e dell'Energia:** Notare la frequenza della fame e i livelli di energia durante il giorno. Alcuni tipi metabolici possono richiedere più spuntini frequenti, mentre altri possono sentirsi bene con tre pasti al giorno.
- **Consultazione con un Professionista:** Un nutrizionista o un medico può aiutare a identificare il tipo metabolico attraverso test specifici o valutazioni dettagliate, inclusi esami del sangue o analisi del DNA.

Adattare la Dieta al Tipo Metabolico:

Una volta identificato il tipo metabolico, è possibile personalizzare la dieta per massimizzare la salute e il benessere. Ciò include la scelta di alimenti che supportano il metabolismo individuale, equilibrando macronutrienti e tenendo conto delle preferenze personali e delle condizioni di salute.

<u>Integrazione di Stile di Vita e Esercizio Fisico:</u>

Oltre alla dieta, lo stile di vita e l'esercizio fisico giocano un ruolo importante nel supportare il tipo metabolico. Ad esempio, alcuni tipi potrebbero beneficiare di esercizi ad alta intensità, mentre altri potrebbero trovare vantaggi in attività più moderate come lo yoga o il cammino.

In conclusione, identificare e capire il proprio tipo metabolico è un passo importante per sviluppare un piano alimentare su misura. Questo approccio personalizzato può migliorare l'efficacia di una dieta antinfiammatoria.

10.2 Dieta antinfiammatoria e condizioni mediche specifiche

La dieta antinfiammatoria è diventata un punto focale nel trattamento e nella gestione di varie condizioni mediche. Questo tipo di dieta non si limita a ridurre i sintomi delle malattie croniche, ma può anche giocare un ruolo nel rallentarne la progressione e migliorare la qualità della vita. Adattare un regime alimentare antinfiammatorio per condizioni mediche specifiche richiede un approccio personalizzato e considerato.

<u>1. Dieta Antinfiammatoria e Malattie Autoimmuni:</u>

Condizioni come l'artrite reumatoide, la psoriasi e il lupus possono beneficiare enormemente di una dieta antinfiammatoria. Questa dieta dovrebbe includere alimenti ricchi di omega-3, antiossidanti e fibre. Alimenti come salmone, noci, semi di lino, frutta e verdura colorata, come mirtilli e spinaci, dovrebbero essere privilegiati.

È consigliato evitare cibi pro-infiammatori come zuccheri raffinati, grassi trans e cibi trasformati.

2. Dieta Antinfiammatoria e Malattie Cardiovascolari:

Gli alimenti che promuovono la salute del cuore e riducono l'infiammazione sono fondamentali per chi soffre di malattie cardiovascolari.
Una dieta ricca di frutta, verdura, cereali integrali, noci e semi può aiutare a ridurre i livelli di colesterolo cattivo (LDL) e a mantenere le arterie libere da placca.
Alimenti come l'aglio, l'olio d'oliva e il pesce grasso possono essere particolarmente benefici.

3. Dieta Antinfiammatoria e Diabete:

Per chi soffre di diabete, una dieta antinfiammatoria che stabilizza i livelli di zucchero nel sangue è essenziale. Alimenti a basso indice glicemico, ricchi di fibre e grassi sani sono raccomandati.
Verdure non amidacee, frutta con moderazione, legumi e cereali integrali possono contribuire a regolare la glicemia.
È importante limitare i cibi ad alto contenuto di zuccheri e carboidrati raffinati.

4. Dieta Antinfiammatoria e Salute Digestiva:

Condizioni come la malattia di Crohn, la colite ulcerosa e la sindrome dell'intestino irritabile possono essere gestite con una dieta antinfiammatoria.
Alimenti come yogurt, kefir e kimchi, ricchi di probiotici, possono aiutare a migliorare la flora intestinale.
Gli alimenti ad alto contenuto di fibre solubili, come l'avena e le banane, possono aiutare a ridurre l'infiammazione intestinale.

<u>**5. Adattare la Dieta a Condizioni Specifiche:**</u>

Ogni individuo può reagire diversamente a certi alimenti, quindi è importante adattare la dieta in base alle reazioni e alle esigenze personali.
La collaborazione con un nutrizionista o un medico può aiutare a sviluppare un piano alimentare che consideri le condizioni mediche specifiche, le preferenze personali e le esigenze nutrizionali.

<u>**6. Integrazione con Stili di Vita Salutari:**</u>

Oltre alla dieta, l'esercizio fisico regolare, la gestione dello stress e un sonno adeguato sono tutti aspetti cruciali nella gestione delle condizioni mediche con un approccio olistico.

Quindi, una dieta antinfiammatoria può essere un potente strumento nel gestire una varietà di condizioni mediche. Tuttavia, è importante personalizzare l'approccio dietetico in base alle esigenze individuali e alle condizioni mediche specifiche.

10.3 Aggiustamenti stagionali e variazioni ambientali

Gli aggiustamenti stagionali e le variazioni ambientali giocano un ruolo significativo nel modo in cui ci alimentiamo e viviamo. Il nostro corpo reagisce in modo diverso ai cambiamenti climatici e ambientali, e adattare la dieta e lo stile di vita a queste variazioni può ottimizzare la salute e il benessere. Capire come sincronizzare il nostro corpo con i ritmi naturali delle stagioni e dell'ambiente circostante può migliorare la funzione metabolica, rafforzare il sistema immunitario e aumentare la vitalità generale.

Adattamenti Stagionali:

Dieta Stagionale:

- **Primavera:** Concentrarsi su alimenti leggeri e depurativi, come verdure verdi, germogli e frutta fresca, che aiutano a pulire il corpo dopo l'inverno.
- **Estate:** Preferire cibi freschi e ricchi d'acqua come cetrioli, angurie e pomodori per mantenere l'idratazione e rinfrescare il corpo.
- **Autunno:** Introdurre alimenti più ricchi e calorici come zucche, patate dolci e cereali integrali per preparare il corpo per l'inverno.
- **Inverno:** Consumare cibi che riscaldano come stufati, brodi, radici e alimenti ricchi di grassi sani per sostenere il calore corporeo.

Esercizio Fisico in Base alla Stagione:

- Modificare l'intensità e il tipo di esercizio fisico in base alla stagione. Ad esempio, praticare attività all'aperto come nuoto e ciclismo in estate e yoga o palestra al chiuso in inverno.

Gestione della Luce e del Sonno:

Adattare le routine di sonno ai cambiamenti della luce naturale. Andare a letto prima in inverno e sfruttare la luce naturale in estate. Variazioni Ambientali:

Alimentazione Basata sull'Ambiente:

Consumare cibi locali e di stagione per supportare l'adattamento al clima locale e ridurre l'impatto ambientale.

Modificare la dieta in base alle condizioni climatiche, come aumentare il consumo di cibi idratanti in climi caldi e aridi.

Adattamento allo Stress Ambientale:

In ambienti urbani inquinati, aumentare l'assunzione di alimenti antiossidanti come frutta e verdura colorata.

In climi freddi, includere cibi che supportano la circolazione e il calore corporeo.

Risposta Immunitaria:

Modificare l'alimentazione per rafforzare il sistema immunitario in base alla stagione, ad esempio aumentando l'assunzione di vitamina C durante il periodo influenzale.

Mindfulness e Connessione con la Natura:

- Adottare pratiche di mindfulness che allineino mente e corpo con i ritmi naturali, come meditazione all'aperto o passeggiate nella natura.
- Essere consapevoli del cambiamento delle stagioni e riflettere su come influenzano il corpo e la mente.

Adattare la dieta e lo stile di vita alle variazioni stagionali e ambientali non solo può migliorare la salute fisica, ma anche creare un senso di armonia e connessione con il mondo naturale. Questi adattamenti possono aiutare a vivere una vita più equilibrata e soddisfacente, in sintonia con il nostro ambiente e i suoi ritmi. antinfiammatoria possa essere personalizzata per gestire e migliorare specifiche condizioni mediche, enfatizzando l'importanza di un approccio personalizzato alla salute e al benessere.

10.4 Considerazioni per età e sesso

Le considerazioni per età e sesso sono elementi cruciali nella creazione di una dieta antinfiammatoria efficace. Ogni fase della vita e le differenze biologiche tra i sessi richiedono approcci nutrizionali diversi per massimizzare la salute e il benessere. Le esigenze nutrizionali cambiano nel corso della vita a causa di fattori come la crescita, lo sviluppo, lo stato ormonale e le sfide di salute specifiche.

Considerazioni Nutrizionali per Diverse Fasi della Vita:

Infanzia e Adolescenza:

Questi sono periodi cruciali per la crescita e lo sviluppo. Una dieta ricca di calcio per lo sviluppo osseo, ferro per evitare l'anemia e proteine per la crescita dei tessuti è essenziale.
Gli acidi grassi omega-3 sono importanti per lo sviluppo cerebrale.

Età Adulta:

- Il mantenimento di un peso corporeo sano e la prevenzione di malattie croniche diventano priorità. Una dieta equilibrata con abbondanza di frutta, verdura, cereali integrali, proteine magre e grassi sani è consigliata.
- L'esercizio fisico regolare e la gestione dello stress dovrebbero essere parte integrante dello stile di vita.

Anziani:

- Con l'avanzare dell'età, il metabolismo rallenta e le esigenze caloriche diminuiscono. È fondamentale concentrarsi sulla qualità nutrizionale degli alimenti per evitare carenze nutrizionali.
- Gli alimenti ricchi di calcio e vitamina D sono importanti per mantenere la salute delle ossa. La proteina aiuta a preservare la massa muscolare e prevenire la sarcopenia.

Differenze di Genere nelle Esigenze Nutrizionali:

Donne:

- Durante gli anni riproduttivi, le donne hanno esigenze specifiche di ferro a causa della perdita di sangue mestruale.
- Durante la gravidanza e l'allattamento, aumentano le esigenze di nutrienti come acido folico, calcio, ferro e acidi grassi omega-3.
- In menopausa, le donne possono essere a rischio di osteoporosi; quindi, è importante una dieta ricca di calcio e vitamina D.

Uomini:

- Gli uomini generalmente richiedono un maggior apporto calorico a causa di una massa corporea maggiore e di un metabolismo più elevato.
- Hanno maggiori esigenze di proteine per la massa muscolare e di nutrienti che supportano la salute della prostata, come licopene e selenio.

<u>**Adattamenti Specifici per Età e Sesso:**</u>

- **Dieta Personalizzata:** Considerare fattori come l'età, il sesso, lo stile di vita, il livello di attività fisica e le condizioni di salute preesistenti per personalizzare la dieta.
- **Integrazione Se Necessario**: In alcune fasi della vita o a seconda delle esigenze specifiche di genere, può essere necessaria l'integrazione, ad esempio con ferro, calcio o vitamina D.
- **Consultazione con Professionisti della Salute:** Per garantire che la dieta antinfiammatoria sia adeguata e sicura per età e sesso, è importante consultare professionisti della salute come nutrizionisti o medici. Essi difatti possono fornire consigli personalizzati basati sulle esigenze nutrizionali individuali.

In conclusione, le considerazioni per età e sesso sono fondamentali nella progettazione di una dieta antinfiammatoria. Adeguare l'approccio nutrizionale per rispondere alle esigenze specifiche di ogni fase della vita e alle differenze di genere può contribuire a migliorare la salute generale e prevenire malattie.

10.5 Creazione di un piano alimentare personalizzato

La creazione di un piano alimentare personalizzato è un passo fondamentale per chi desidera adottare una dieta antinfiammatoria efficace, in linea con le proprie esigenze individuali. Un piano alimentare su misura può contribuire non solo a ridurre l'infiammazione, ma anche a migliorare la salute generale, la vitalità e il benessere. Ecco come sviluppare un piano alimentare personalizzato.

<u>**Valutazione Iniziale:**</u>

Analisi delle Esigenze Individuali:

Considerare fattori come età, sesso, peso, altezza, livello di attività fisica e condizioni di salute esistenti.
Identificare eventuali allergie alimentari, intolleranze e preferenze personali.

Obiettivi di Salute:

Definire obiettivi chiari, che possono variare dalla perdita di peso al miglioramento della salute cardiovascolare, al controllo della glicemia o al semplice desiderio di aumentare l'energia e il benessere generale.

<u>**Sviluppo del Piano Alimentare:**</u>

Scelta degli Alimenti:

- Selezionare un'ampia varietà di alimenti antinfiammatori, come frutta e verdura fresca, cereali integrali, proteine magre, grassi sani e spezie antinfiammatorie.
- Considerare l'inclusione di alimenti specifici che supportano gli obiettivi di salute individuale.

Pianificazione dei Pasti e delle Porzioni:

Creare un piano di pasti che distribuisca in modo equilibrato i macronutrienti (carboidrati, proteine e grassi) in base alle esigenze metaboliche e agli obiettivi di salute.
Determinare le porzioni appropriate per soddisfare i fabbisogni calorici senza eccedere.

Flessibilità e Varietà:

Assicurarsi che il piano alimentare offra varietà per evitare la noia e garantire un adeguato apporto di tutti i nutrienti essenziali.
Incorporare la flessibilità per adattarsi a situazioni sociali, viaggi o occasioni speciali.

Integrazione di Stile di Vita:

Esercizio Fisico:

Integrare un regime di attività fisica regolare che complementi la dieta per massimizzare i benefici sulla salute.
Scegliere forme di esercizio che siano piacevoli e sostenibili a lungo termine.

Gestione dello Stress e Sonno:

- Includere pratiche di gestione dello stress come la meditazione, lo yoga o la respirazione profonda.
- Assicurare un sonno adeguato e riparatore, fondamentale per la salute e il benessere complessivo.

Monitoraggio e Adattamento:

Revisione Regolare:

- Monitorare regolarmente i progressi e adattare il piano alimentare in base alle reazioni del corpo, ai cambiamenti nelle esigenze di salute o al raggiungimento degli obiettivi.
- Considerare check-up regolari con un professionista della salute per valutazioni e consigli.

Feedback e Riflessione Personale:

Ascoltare il proprio corpo e riflettere su come ci si sente con la dieta. Regolare il piano in base ai feedback del proprio corpo.

In conclusione, creare un piano alimentare personalizzato richiede un approccio olistico che consideri non solo le scelte alimentari, ma anche gli aspetti relativi allo stile di vita, come l'esercizio fisico, il sonno e la gestione dello stress. Un piano ben progettato e personalizzato può fornire una strada sostenibile verso una salute ottimale. Il prossimo punto, "10.6 Uso della tecnologia per il monitoraggio e l'adattamento", esaminerà come le moderne tecnologie possano essere utilizzate per monitorare l'efficacia del piano alimentare e facilitarne gli aggiustamenti nel tempo.

10.6 Uso della tecnologia per il monitoraggio e l'adattamento

L'uso della tecnologia per il monitoraggio e l'adattamento di una dieta antinfiammatoria è diventato uno strumento sempre più popolare e utile. Le tecnologie moderne, come app per smartphone, dispositivi indossabili e software online, possono aiutare a tracciare l'assunzione di cibo, monitorare i progressi, fornire riscontri e persino adattare il piano alimentare in base ai cambiamenti delle esigenze individuali.

1. App per il Monitoraggio dell'Alimentazione:

- **Selezione di un'App**: Scegliere un'app che permetta di registrare l'assunzione quotidiana di cibo e di tracciare i nutrienti specifici, come calorie, carboidrati, proteine e grassi.

- **Registro Alimentare Quotidiano:** Utilizzare l'app per registrare tutto ciò che si mangia durante il giorno. Questo può aiutare a identificare modelli alimentari, porzioni e la frequenza dei pasti.
- **Analisi dei Dati:** Esaminare periodicamente i dati raccolti per valutare se la dieta attuale soddisfa gli obiettivi nutrizionali e di salute.

2. Dispositivi Indossabili per il Monitoraggio della Salute:

- **Braccialetti Fitness e Orologi Intelligenti:** Utilizzare dispositivi indossabili che tracciano parametri come il battito cardiaco, il numero di passi, il consumo calorico e la qualità del sonno.
- **Analisi del Sonno:** Monitorare la qualità del sonno può fornire indicazioni su come la dieta e l'esercizio fisico influenzano il riposo notturno.
- **Integrazione con App di Alimentazione:** Alcuni dispositivi possono essere collegati ad app di alimentazione, offrendo un quadro completo dello stile di vita e della salute.

3. Utilizzo di Software e Piattaforme Online:

- **Pianificazione dei Pasti e Ricette:** Esplorare software e siti web che offrono pianificazione dei pasti e ricette personalizzate basate sui propri obiettivi di salute.
- **Comunità Online:** Partecipare a forum e gruppi online per condividere esperienze, ottenere supporto e apprendere nuove strategie alimentari.

4. Feedback e Adattamento del Piano Alimentare:

- **Feedback Regolare:** Utilizzare le informazioni raccolte dai dispositivi e dalle app per ricevere riscontri sul proprio piano alimentare.
- **Adattamento del Piano:** In base al feedback, apportare modifiche al piano alimentare per migliorare i risultati, come modificare le proporzioni dei macronutrienti, cambiare il tipo di cibi consumati o aggiustare le dimensioni delle porzioni.

5. Monitoraggio Medico e Nutrizionale:

- **Appuntamenti Virtuali:** Utilizzare la tecnologia per consultazioni virtuali con nutrizionisti o medici, permettendo un monitoraggio e un adattamento regolari del piano alimentare.
- **Condivisione dei Dati con Professionisti:** Condividere i dati raccolti con i professionisti della salute per una valutazione più accurata e per ricevere consigli personalizzati.

6. Integrazione della Tecnologia nella Routine Quotidiana:

- **Consistenza:** Assicurarsi di utilizzare regolarmente la tecnologia per mantenere un monitoraggio accurato.
- **Equilibrio:** Trovare un equilibrio tra l'uso della tecnologia e l'ascolto del proprio corpo e delle proprie sensazioni.

In conclusione, l'utilizzo della tecnologia nel monitoraggio e nell'adattamento di un piano alimentare antinfiammatorio può fornire un supporto significativo nel raggiungimento degli obiettivi di salute. Queste tecnologie offrono una visione approfondita delle abitudini alimentari e dello stile di vita, consentendo aggiustamenti tempestivi e informazioni per ottimizzare la dieta e il benessere generale.

Capitolo 11: Ricette Antinfiammatorie e Piani Alimentari

11.1 Colazione: inizio antinfiammatorio della giornata

Frullato Verde Detox

Informazioni Nutrizionali (per porzione):

- Calorie: circa 250 Kcal
- Carboidrati: 60%
- Proteine: 15%
- Grassi: 25%

Tempo di Preparazione: 5 minuti
Tempo di Cottura: Non applicabile (N/A)

Ingredienti:

- Spinaci freschi: 1 tazza (30g)
- Mela verde, tagliata a pezzi: 1 media (circa 150g)
- Cetriolo, tagliato a pezzi: 1/2 cetriolo medio (circa 100g)
- Zenzero fresco, grattugiato: 1/2 cucchiaino (2g)
- Semi di chia: 1 cucchiaio (15g)
- Acqua o latte vegetale (come mandorla o cocco, non zuccherato): 1 tazza (240 ml)
- Ghiaccio (opzionale): a piacere

Preparazione:

- Inizia lavando accuratamente spinaci, mela verde e cetriolo. Assicurati che siano puliti per evitare qualsiasi contaminazione.
- Preparare la Frutta e la Verdura: Taglia la mela verde e il cetriolo in pezzi di dimensioni adatte per il frullatore. Se preferisci un frullato più liscio, puoi sbucciare la mela, ma tenere la buccia aumenterà il contenuto di fibre.
- Grattugiare lo Zenzero: Usa una grattugia fine per grattugiare lo zenzero fresco. Se non sei abituato al sapore forte dello zenzero, puoi iniziare con una quantità minore e aggiustare secondo il gusto.
- Frullare gli Ingredienti: Metti spinaci, pezzi di mela e cetriolo, zenzero grattugiato e semi di chia nel frullatore. Aggiungi l'acqua o il latte vegetale. Per un frullato più freddo e rinfrescante, puoi aggiungere anche del ghiaccio.
- Miscelare fino alla Consistenza Desiderata: Frulla tutti gli ingredienti ad alta velocità fino a quando la miscela non diventa liscia e omogenea. Se il frullato è troppo denso, puoi aggiungere un po' più d'acqua o latte vegetale per raggiungere la consistenza desiderata.
- Servire Immediatamente: Versa il frullato in un bicchiere e consumalo immediatamente per godere di tutti i benefici nutritivi e del gusto fresco degli ingredienti.

Questo frullato verde detox è perfetto come inizio energizzante della giornata, offrendo un'abbondanza di nutrienti e un effetto depurativo. Gli ingredienti sono selezionati non solo per le loro proprietà antinfiammatorie, ma anche per la capacità di supportare la disintossicazione naturale del corpo.

Porridge di Avena e Bacche

Informazioni Nutrizionali (per porzione):

- Calorie: circa 300 Kcal
- Carboidrati: 65%
- Proteine: 20%
- Grassi: 15%

Tempo di Preparazione: 5 minuti
Tempo di Cottura: 10 minuti

Ingredienti:

- Fiocchi d'avena: 1/2 tazza (40g)
- Latte (può essere sostituito con latte di mandorla o di soia per una versione vegana): 1 tazza (240 ml)
- Mirtilli freschi: 1/4 di tazza (50g)
- Lamponi freschi: 1/4 di tazza (50g)
- Miele o sciroppo d'acero (opzionale, per dolcificare): 1 cucchiaino (5 ml)
- Cannella in polvere: 1 pizzico
- Mandorle tritate (opzionale, per guarnire): 1 cucchiaio (15g)

Preparazione:

- Cuocere l'Avena: In una pentola piccola, unire i fiocchi d'avena e il latte. Portare a ebollizione, poi ridurre il calore e lasciare sobbollire, mescolando di tanto in tanto, per circa 5-10 minuti o fino a quando l'avena ha assorbito la maggior parte del liquido e ha raggiunto la consistenza desiderata.

- Aggiungere Dolcificante e Spezie: Se desideri dolcificare il porridge, aggiungi miele o sciroppo d'acero. Cospargere un pizzico di cannella per un sapore aggiuntivo.
- Preparare le Bacche: Mentre l'avena cuoce, lavare bene i mirtilli e i lamponi.
- Assemblare il Porridge: Una volta che l'avena è cotta, trasferirla in una ciotola. Aggiungere sopra i mirtilli, i lamponi e le mandorle tritate per un croccante contrasto.
- Servire Caldo: Gustare il porridge caldo per una colazione nutriente e confortante.

Il porridge di avena e bacche è un'opzione di colazione ideale per chi cerca un pasto nutriente e antinfiammatorio. L'avena fornisce un'eccellente fonte di carboidrati complessi e fibre, mentre le bacche aggiungono antiossidanti naturali e un tocco dolce naturale. Questo pasto è perfetto per fornire energia sostenuta e favorire la salute digestiva.

Pancake di Farina di Mandorle

Informazioni Nutrizionali (per porzione):

- Calorie: circa 350 Kcal
- Carboidrati: 20%
- Proteine: 25%
- Grassi: 55%

Tempo di Preparazione: 10 minuti
Tempo di Cottura: 10 minuti

Ingredienti:

- Farina di mandorle: 1/2 tazza (50g)
- Uovo di taglia media: 1
- Latte di mandorla (non zuccherato): 1/4 tazza (60 ml)
- Olio di cocco o burro per la cottura: 1 cucchiaino (5 ml)
- Bicarbonato di sodio: 1/4 cucchiaino
- Estratto di vaniglia: 1/2 cucchiaino (2,5 ml)
- Miele o sciroppo d'acero (opzionale, per dolcificare): 1 cucchiaino (5 ml)
- Un pizzico di sale

Preparazione:

- Mescolare gli Ingredienti Secchi: In una ciotola media, mescola la farina di mandorle, il bicarbonato di sodio e un pizzico di sale.
- Aggiungere gli Ingredienti Liquidi: In un'altra ciotola, sbatti l'uovo con il latte di mandorla e l'estratto di vaniglia. Se desideri una dolcezza aggiuntiva, aggiungi anche il miele o lo sciroppo d'acero.

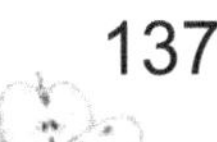

- Combinare Gli Ingredienti: Unisci gli ingredienti liquidi a quelli secchi, mescolando fino a ottenere un composto omogeneo. Se l'impasto appare troppo denso, aggiungi un po' più di latte di mandorla per raggiungere la consistenza desiderata.
- Scaldare la Padella: Riscalda una padella antiaderente a fuoco medio e ungi con un po' di olio di cocco o burro.
- Cuocere i Pancake: Versa un mestolo di impasto per ogni pancake nella padella calda. Cuoci per circa 2-3 minuti per lato o fino a quando non diventano dorati e ben cotti.
- Servire Caldo: Servi i pancake caldi. Puoi guarnirli con frutta fresca, yogurt o un ulteriore filo di miele o sciroppo d'acero, se desiderato.

Questi pancake di farina di mandorle sono un'ottima opzione per chi segue una dieta a basso contenuto di carboidrati o per chi è sensibile al glutine. La farina di mandorle non solo fornisce una consistenza deliziosa e un sapore ricco, ma è anche una buona fonte di proteine e grassi salutari. Questa ricetta è perfetta per una colazione nutriente che ti terrà sazio e soddisfatto.

<u>*Budino di Chia e Mango*</u>

Informazioni Nutrizionali (per porzione):

- Calorie: circa 300 Kcal
- Carboidrati: 45%
- Proteine: 10%
- Grassi: 45%

Tempo di Preparazione: 10 minuti (più tempo di riposo)
Tempo di Cottura: Non applicabile

Ingredienti:

- Semi di chia: 3 cucchiai (30g)
- Latte di mandorla non zuccherato: 1/2 tazza (120 ml)
- Mango maturo: 1/2 mango medio (circa 100g)
- Estratto di vaniglia: 1/2 cucchiaino (2,5 ml)
- Miele o sciroppo d'acero (opzionale, per dolcificare): 1 cucchiaino (5 ml)
- Una piccola manciata di cocco grattugiato (opzionale, per guarnire)

Preparazione:

- Preparare i Semi di Chia: In una ciotola media, mescola i semi di chia con il latte di mandorla. Aggiungi l'estratto di vaniglia e, se lo desideri, un cucchiaino di miele o sciroppo d'acero per dolcificare.
- Mescola bene per assicurarti che i semi di chia siano completamente immersi nel liquido e non si formino grumi.

- Lasciare Riposare: Copri la ciotola con un coperchio o con della pellicola trasparente e lasciala in frigorifero per almeno 4 ore, preferibilmente durante la notte. Durante questo tempo, i semi di chia assorbiranno il liquido e si espanderanno, creando una consistenza simile a quella di un budino.
- Preparare il Mango: Pela e taglia il mango in cubetti. Puoi anche schiacciarne una parte con una forchetta per creare una purea più liscia.
- Assemblare il Budino: Una volta che i semi di chia hanno raggiunto la consistenza desiderata, togli la ciotola dal frigorifero.
- Aggiungi i cubetti di mango al budino di chia e mescola delicatamente.
- Servire: Trasferisci il budino in una ciotola o in un bicchiere.
- Guarnisci con la manciata di cocco grattugiato per aggiungere croccantezza e sapore.

Il budino di chia e mango è una colazione o uno spuntino salutare e nutriente, ricco di fibre, omega-3 e vitamine. È un'ottima scelta per chi cerca un'opzione dolce ma salutare, che sia allo stesso tempo saziante e rinfrescante. Questa ricetta è anche incredibilmente versatile: puoi sostituire il mango con altra frutta a tua scelta o aggiungere spezie come la cannella per variare il sapore.

Toast con Avocado e Uovo Poché

Informazioni Nutrizionali (per porzione):

- Calorie: circa 400 Kcal
- Carboidrati: 30%
- Proteine: 20%
- Grassi: 50%

Tempo di Preparazione: 5 minuti
Tempo di Cottura: 10 minuti

Ingredienti:

- 1 fetta di pane integrale o a tua scelta
- 1/2 avocado maturo
- 1 uovo di taglia media
- Sale e pepe, a piacere
- Succo di limone: uno spruzzo (facoltativo)
- Olio d'oliva extra vergine: per ungere la padella
- Aceto bianco: 1 cucchiaino (per l'acqua di cottura dell'uovo)

Preparazione:

- Tostare il Pane: Tosta la fetta di pane in un tostapane o in una padella fino a quando non diventa dorata e croccante.
- Preparare l'Avocado: Taglia l'avocado a metà, rimuovi il nocciolo e poi con un cucchiaio, estrai la polpa in una ciotola.
- Schiaccia l'avocado con una forchetta fino a ottenere una consistenza cremosa. Aggiungi un pizzico di sale, pepe e uno spruzzo di succo di limone per esaltarne il sapore.

- Porta ad ebollizione una pentola di acqua e aggiungi un cucchiaino di aceto bianco.
- Rompi l'uovo in una tazza o un piccolo recipiente.
- Quando l'acqua è in ebollizione, riduci il fuoco in modo che l'acqua sia appena frizzante. Versa delicatamente l'uovo nell'acqua.
- Lascia cuocere l'uovo per circa 3-4 minuti, o fino a quando l'albume non è rappreso ma il tuorlo rimane morbido.
- Usa una schiumarola per rimuovere l'uovo dall'acqua e scolarlo su un tovagliolo di carta.
- Spalma l'avocado schiacciato uniformemente sulla fetta di pane tostato.
- Delicatamente, posiziona l'uovo poché sopra l'avocado.
- Cospargi il toast con un altro pizzico di sale e pepe a piacere.
- Se lo desideri, aggiungi un filo di olio d'oliva extra vergine per un ulteriore tocco di sapore e ricchezza.

Il toast con avocado e uovo poché è un'opzione di colazione ricca di nutrienti che offre un equilibrio ideale di carboidrati complessi, proteine e grassi sani. È un pasto che fornisce energia sostenuta e può essere particolarmente benefico per chi segue una dieta antinfiammatoria. Questa ricetta è anche molto versatile e può essere personalizzata in base ai gusti personali, aggiungendo ingredienti come pomodori, erbe fresche o spezie.

Muffin di Zucca e Noci

Informazioni Nutrizionali (per porzione - 1 muffin):

- Calorie: circa 200 Kcal
- Carboidrati: 50%
- Proteine: 15%
- Grassi: 35%

Tempo di Preparazione: 15 minuti
Tempo di Cottura: 20-25 minuti

Ingredienti:

- Farina integrale: 1/2 tazza (60g)
- Purea di zucca: 1/4 tazza (circa 60g)
- Uovo di taglia media: 1
- Olio di cocco fuso: 2 cucchiai (30 ml)
- Miele o sciroppo d'acero: 2 cucchiai (30 ml)
- Noci tritate: 2 cucchiai (30g)
- Cannella in polvere: 1/2 cucchiaino
- Noce moscata: un pizzico
- Lievito in polvere: 1/2 cucchiaino
- Bicarbonato di sodio: 1/4 cucchiaino
- Sale: un pizzico

Preparazione:

- Preriscalda il forno a 180°C (350°F). Ungi leggermente una teglia per muffin o usa dei pirottini di carta.

- Mescolare Ingredienti Secchi: In una ciotola, unisci la farina integrale, il lievito in polvere, il bicarbonato di sodio, la cannella, la noce moscata e un pizzico di sale.
- Mescolare Ingredienti Umidi: In un'altra ciotola, sbatti l'uovo. Aggiungi la purea di zucca, l'olio di cocco fuso e il miele o sciroppo d'acero. Mescola bene fino a ottenere un composto omogeneo.
- Combinare gli Ingredienti: Aggiungi gli ingredienti umidi agli ingredienti secchi e mescola fino a quando non saranno appena combinati. Non mescolare troppo.
- Aggiungere le Noci: Incorpora delicatamente le noci tritate nell'impasto.
- Versare l'Impasto nella Teglia: Distribuisci l'impasto in modo uniforme nelle cavità della teglia per muffin.
- Cuocere i Muffin: Inforna i muffin e cuocili per circa 20-25 minuti, o fino a quando uno stecchino inserito al centro di un muffin esce pulito.
- Raffreddare: Una volta cotti, lascia raffreddare i muffin nella teglia per alcuni minuti prima di trasferirli su una griglia per completare il raffreddamento.

Questi muffin di zucca e noci sono un'ottima opzione per una colazione o uno spuntino salutare. La combinazione di zucca e noci fornisce un buon equilibrio di fibre, proteine e grassi sani, oltre a essere ricca di antiossidanti e altri nutrienti essenziali. Questa ricetta è facile da preparare e può essere adattata in base alle preferenze personali, ad esempio sostituendo le noci con altri tipi di frutta secca o aggiungendo chicchi di cioccolato fondente.

Yogurt Greco con Frutta e Noci

Informazioni Nutrizionali (per porzione):

- Calorie: circa 250 Kcal
- Carboidrati: 40%
- Proteine: 30%
- Grassi: 30%

Tempo di Preparazione: 5 minuti
Tempo di Cottura: Non applicabile

Ingredienti:

- Yogurt greco (non zuccherato): 1/2 tazza (circa 125g)
- Banana: 1/2 banana media
- Fragole fresche: 1/4 di tazza (circa 30g)
- Noci tritate (come noci o mandorle): 1 cucchiaio (15g)
- Miele: 1 cucchiaino (5 ml)
- Cannella in polvere: un pizzico

Preparazione:

- Preparare la Frutta: Taglia la mezza banana a rondelle. Lava e taglia le fragole in pezzi di dimensioni adatte.
- Assemblare lo Yogurt: Versa lo yogurt greco in una ciotola. Disponi sopra le rondelle di banana e i pezzi di fragola. Aggiungere Noci
- Condimenti: Cospargi le noci tritate sopra lo yogurt e la frutta. Aggiungi un cucchiaino di miele per dolcificare. Spolvera un pizzico di cannella per un tocco aromatico.

- Mescolare e Servire: Mescola delicatamente gli ingredienti prima di mangiare, se preferisci una consistenza uniforme.
- Servi immediatamente per godere della freschezza e della croccantezza delle noci.

Questo piatto di yogurt greco con frutta e noci è un'opzione di colazione o spuntino ideale, ricco di proteine e con un buon equilibrio di grassi sani e carboidrati. Lo yogurt greco fornisce una base cremosa e ricca di proteine, mentre la frutta aggiunge dolcezza naturale e un'abbondanza di vitamine e fibre. Le noci non solo aggiungono un piacevole crunch, ma anche acidi grassi omega-3 e altri grassi salutari. Questa ricetta è semplice, veloce da preparare e molto versatile, consentendo di variare la frutta e i tipi di noci a seconda della stagione e delle preferenze personali.

Omelette di Spinaci e Funghi

Informazioni Nutrizionali (per porzione):

- Calorie: circa 300 Kcal
- Carboidrati: 15%
- Proteine: 40%
- Grassi: 45%

Tempo di Preparazione: 5 minuti
Tempo di Cottura: 10 minuti

Ingredienti:

- Uova di taglia media: 2
- Spinaci freschi: 1 tazza (30g)
- Funghi freschi, affettati: 1/2 tazza (circa 75g)
- Aglio, tritato finemente: 1 spicchio
- Olio d'oliva extra vergine: 1 cucchiaino (5 ml)
- Sale e pepe nero, a piacere
- Parmigiano grattugiato (opzionale): 1 cucchiaio (15g)

Preparazione:

- Preparare gli Ingredienti: Lava e asciuga gli spinaci e i funghi. Affetta i funghi e trita finemente lo spicchio d'aglio.
- Cuocere Spinaci e Funghi: Riscalda l'olio d'oliva in una padella antiaderente a fuoco medio.
- Aggiungi l'aglio tritato e soffriggi per circa 1 minuto fino a quando non diventa dorato.
- Aggiungi i funghi affettati e cuoci fino a quando non sono morbidi, circa 3-4 minuti.

- Aggiungi gli spinaci e cuoci fino a che non appassiscono, circa 2 minuti. Condisci con sale e pepe a piacere.
- Rimuovi gli spinaci e i funghi dalla padella e mettili da parte.
- Preparare e Cuocere l'Omelette: In una ciotola, sbatti le uova con un pizzico di sale e pepe.
- Riscalda un po' di olio d'oliva nella stessa padella.
- Versa le uova sbattute nella padella e cuoci a fuoco medio-basso.
- Mentre l'omelette inizia a rapprendersi, solleva i bordi con una spatola e lascia che l'uovo non cotto scivoli sotto.
- Aggiungere il Ripieno: Quando l'omelette è quasi cotta ma ancora leggermente umida in superficie, distribuisci uniformemente gli spinaci e i funghi cotti su una metà dell'omelette.
- Se lo desideri, cospargi il parmigiano grattugiato sopra il ripieno.
- Piegare e Servire: Con attenzione, piega l'altra metà dell'omelette sopra il ripieno. Lascia cuocere per un altro minuto per permettere all'omelette di compattarsi.
- Trasferisci l'omelette su un piatto e servila immediatamente.

Questa omelette di spinaci e funghi è una colazione ricca di proteine e nutrienti, ideale per iniziare la giornata con un pasto salutare e antinfiammatorio. Gli spinaci e i funghi forniscono fibre, vitamine e minerali, mentre le uova offrono proteine di alta qualità e grassi sani. È una ricetta versatile che può essere adattata aggiungendo altre verdure o spezie a piacere.

<u>*Ricetta: Porridge di Quinoa e Pere*</u>

Informazioni Nutrizionali (per porzione):

* Calorie: circa 350 Kcal
* Carboidrati: 65%
* Proteine: 15%
* Grassi: 20%

Tempo di Preparazione: 5 minuti
Tempo di Cottura: 20 minuti

Ingredienti:

* Quinoa non cotta: 1/4 di tazza (50g)
* Latte di mandorla o altra bevanda vegetale non zuccherata: 1 tazza (240 ml)
* Una pera media, sbucciata e tagliata a cubetti: circa 150g
* Cannella in polvere: 1/2 cucchiaino
* Estratto di vaniglia: 1/2 cucchiaino
* Miele o sciroppo d'acero (opzionale, per dolcificare): 1 cucchiaino
* Una manciata di noci o mandorle tritate (per guarnire)

Preparazione:

* Lavare la Quinoa: Sciacqua accuratamente la quinoa sotto l'acqua corrente per rimuovere la saponina, che può dare un sapore amaro.
* Cuocere la Quinoa: Metti la quinoa in una pentola piccola e aggiungi il latte di mandorla.

- Porta a ebollizione, quindi riduci il fuoco, copri e lascia sobbollire per circa 15-20 minuti, o fino a quando la quinoa non è tenera e il liquido è stato assorbito.
- Aggiungere le Pere e gli Aromi: Quando la quinoa è quasi cotta, aggiungi i cubetti di pera, la cannella e l'estratto di vaniglia.
- Continua a cuocere, mescolando di tanto in tanto, fino a quando le pere non si saranno ammorbidite.
- Dolcificare (se necessario): Assaggia il porridge e, se lo desideri, aggiungi un cucchiaino di miele o sciroppo d'acero per dolcificare.
- Servire con Guarnizione: Trasferisci il porridge in una ciotola.
- Guarnisci con una manciata di noci o mandorle tritate per aggiungere croccantezza e ulteriori nutrienti.

Questo porridge di quinoa e pere è una colazione nutriente e riscaldante, perfetta per i mesi più freddi. La quinoa, un'ottima fonte di proteine vegetali e carboidrati complessi, fornisce energia duratura. Le pere aggiungono dolcezza naturale e fibre, mentre la cannella offre benefici antinfiammatori. Questa ricetta è facilmente personalizzabile e può essere adattata a seconda delle preferenze personali, cambiando il tipo di frutta o aggiungendo altre spezie come zenzero o noce moscata.

Yogurt e Granola Fatta in Casa

Informazioni Nutrizionali (per porzione):

- Calorie: circa 400 Kcal
- Carboidrati: 50%
- Proteine: 20%
- Grassi: 30%

Tempo di Preparazione: 10 minuti (più il tempo di cottura della granola)
Tempo di Cottura Granola: 20-25 minuti

Ingredienti:

- Yogurt naturale o greco (non zuccherato): 1/2 tazza (125g)
- Avena in fiocchi: 1/2 tazza (40g)
- Miele o sciroppo d'acero: 1 cucchiaio (15 ml)
- Mandorle tritate: 1/4 di tazza (30g)
- Semi di zucca: 2 cucchiai (30g)
- Olio di cocco fuso: 1 cucchiaio (15 ml)
- Cannella in polvere: 1/2 cucchiaino
- Un pizzico di sale
- Frutta fresca per guarnire (a scelta)

Preparazione Granola:

- Riscaldare il Forno e Preparare la Teglia: Preriscalda il forno a 180°C (350°F). Fodera una teglia con carta da forno.
- Mescolare Gli Ingredienti Secchi: In una ciotola, mescola insieme l'avena, le mandorle tritate, i semi di zucca, la cannella e un pizzico di sale.

- Aggiungere Gli Ingredienti Umidi: Aggiungi il miele o sciroppo d'acero e l'olio di cocco fuso. Mescola bene per assicurarti che l'avena sia completamente rivestita.
- Cuocere la Granola: Distribuisci il composto uniformemente sulla teglia preparata.
- Cuoci in forno per 20-25 minuti, mescolando una volta a metà cottura, fino a quando la granola non diventa dorata e croccante.
- Lascia raffreddare completamente prima di utilizzarla.

Assemblare il Piatto di Yogurt e Granola:

- Preparare lo Yogurt: Versa lo yogurt in una ciotola.
- Aggiungere la Granola: Aggiungi una generosa porzione di granola raffreddata sopra lo yogurt.
- Guarnire con Frutta Fresca: Taglia la frutta fresca a tua scelta (come fragole, mirtilli o banane) e disponila sopra la granola.
- Servire: Se lo desideri, puoi aggiungere un ulteriore filo di miele o sciroppo d'acero sopra il tutto prima di servire.

Questa ricetta di yogurt con granola fatta in casa offre un equilibrio ideale di carboidrati complessi, proteine e grassi sani. È una colazione o uno spuntino perfetto per chi cerca un'opzione nutriente e soddisfacente. La granola fatta in casa è una scelta più salutare rispetto a molte opzioni preconfezionate, poiché puoi controllare la quantità di dolcificante e grassi. Inoltre, è personalizzabile in base ai tuoi gusti e alle tue esigenze dietetiche.

11.2 Pranzi e cene: equilibrio e varietà

Pasta Integrale con Pomodorini, Basilico e Olio d'Oliva

Informazioni Nutrizionali (per porzione):

- Calorie: circa 400 Kcal
- Carboidrati: 60%
- Proteine: 15%
- Grassi: 25%

Tempo di Preparazione: 10 minuti
Tempo di Cottura: 10-12 minuti

Ingredienti:

- Pasta integrale: 80g (circa 2/3 di tazza)
- Pomodorini freschi: 1 tazza (150g)
- Basilico fresco: un piccolo mazzetto (circa 10 foglie)
- Aglio: 1 spicchio, tritato
- Olio extravergine di oliva: 1 cucchiaio (15 ml)
- Sale e pepe nero, a piacere
- Peperoncino in fiocchi (opzionale): un pizzico
- Parmigiano grattugiato (opzionale): per guarnire

Preparazione:

- Cuocere la Pasta: Porta ad ebollizione una pentola di acqua salata.

- Aggiungi la pasta integrale e cuoci seguendo le istruzioni sulla confezione fino a quando non è al dente (solitamente circa 10-12 minuti).
- Preparare il Condimento: Mentre la pasta cuoce, taglia i pomodorini a metà o in quarti, a seconda delle dimensioni.
- In una padella, scalda l'olio d'oliva a fuoco medio. Aggiungi l'aglio tritato (e il peperoncino, se lo usi) e soffriggi fino a quando non diventa fragrante, ma senza farlo bruciare.
- Aggiungere i Pomodorini: Aggiungi i pomodorini alla padella e cuoci per alcuni minuti, fino a quando non iniziano a diventare morbidi.
- Scolare la Pasta: Scola la pasta, riservando un po' d'acqua di cottura.
- Combinare Pasta e Condimento:
- Aggiungi la pasta cotta nella padella con i pomodorini. Mescola bene per far insaporire la pasta.
- Se necessario, aggiungi un po' dell'acqua di cottura della pasta per rendere il condimento più cremoso.
- Aggiungere il Basilico: Strappa a mano le foglie di basilico fresco e aggiungile alla pasta.
- Condire e Servire: Assaggia e aggiusta di sale e pepe secondo il gusto.
- Servi caldo, con una spolverata di parmigiano grattugiato sopra, se desiderato.

Questa ricetta di pasta integrale con pomodorini, basilico e olio d'oliva è un classico italiano semplice ma delizioso. È leggera ma nutriente, con un buon equilibrio di carboidrati complessi, proteine e grassi sani. I pomodorini e il basilico fresco forniscono una ricca fonte di antiossidanti e proprietà antinfiammatorie. Questo piatto è perfetto per un pranzo o una cena salutare e soddisfacente.

Penne di Farro con Zucchine, Aglio e Peperoncino

Informazioni Nutrizionali (per porzione):

- Calorie: circa 350 Kcal
- Carboidrati: 65%
- Proteine: 15%
- Grassi: 20%

Tempo di Preparazione: 10 minuti
Tempo di Cottura: 15 minuti

Ingredienti:

- Penne di farro: 80g (circa 2/3 di tazza)
- Zucchine medie: 1 (circa 150g), tagliata a rondelle o julienne
- Aglio: 1 spicchio, tritato finemente
- Peperoncino fresco o in fiocchi: a piacere, regola in base alla tua tolleranza al piccante
- Olio extravergine di oliva: 1 cucchiaio (15 ml)
- Sale e pepe nero, a piacere
- Parmigiano grattugiato o pecorino (opzionale): per guarnire
- Prezzemolo fresco tritato (opzionale): per guarnire

Preparazione:

- Cuocere la Pasta: Porta ad ebollizione una pentola di acqua salata.
- Aggiungi le penne di farro e cuoci seguendo le istruzioni sulla confezione fino a quando non sono al dente (di solito circa 10-12 minuti).

- Preparare le Zucchine: Mentre la pasta cuoce, lava e taglia le zucchine a rondelle o julienne.
- In una padella grande, scalda l'olio d'oliva a fuoco medio. Aggiungi l'aglio tritato e il peperoncino, soffriggendoli fino a quando non diventano fragranti.
- Aggiungere le Zucchine: Aggiungi le zucchine nella padella e cuoci, mescolando spesso, fino a quando non diventano tenere ma ancora croccanti, circa 5-7 minuti. Regola di sale e pepe.
- Scolare la Pasta: Scola le penne, riservando un po' d'acqua di cottura.
- Combinare Pasta e Condimento: Aggiungi la pasta cotta nella padella con le zucchine. Mescola bene per far insaporire la pasta.
- Se necessario, aggiungi un po' dell'acqua di cottura riservata per ottenere un condimento più cremoso.
- Servire: Trasferisci la pasta in un piatto.
- Guarnisci con parmigiano o pecorino grattugiato e prezzemolo fresco tritato, se desiderato.

Le penne di farro con zucchine, aglio e peperoncino sono un piatto semplice e saporito, ideale per un pranzo o una cena leggera ma nutriente. Il farro, un antico grano, è una buona fonte di carboidrati complessi, proteine e fibre, mentre le zucchine aggiungono freschezza e un ulteriore apporto di fibre e vitamine. Questa ricetta è facilmente personalizzabile e può essere arricchita con altri ortaggi o condimenti a seconda delle preferenze.

Fusilli di Lenticchie Rosse con Pesto di Rucola e Noci

Informazioni Nutrizionali (per porzione):

- Calorie: circa 450 Kcal
- Carboidrati: 40%
- Proteine: 25%
- Grassi: 35%

Tempo di Preparazione: 15 minuti
Tempo di Cottura: 10 minuti

Ingredienti:

- Fusilli di lenticchie rosse: 80g (circa 2/3 di tazza)
- Rucola fresca: 1 tazza (30g)
- Noci: 1/4 di tazza (30g)
- Aglio: 1 spicchio
- Parmigiano grattugiato: 2 cucchiai (30g)
- Olio extravergine di oliva: 3 cucchiai (45 ml)
- Succo di limone: 1 cucchiaio (15 ml)
- Sale e pepe nero, a piacere

Preparazione Pesto di Rucola e Noci:

- Preparare gli Ingredienti: Lava la rucola e asciugala bene.
- Tosta leggermente le noci in una padella asciutta per qualche minuto per esaltarne il sapore.
- Frullare gli Ingredienti del Pesto: In un frullatore o un robot da cucina, unisci la rucola, le noci tostate, l'aglio, il parmigiano, il succo di limone e un pizzico di sale e pepe.

- Frulla gli ingredienti aggiungendo gradualmente l'olio d'oliva fino a ottenere una consistenza cremosa e omogenea. Assaggia e regola di sale/pepe se necessario.

Cucinare la Pasta:

- Cuocere i Fusilli: Porta ad ebollizione una pentola di acqua salata.
- Aggiungi i fusilli di lenticchie rosse e cuoci seguendo le istruzioni sulla confezione, solitamente circa 8-10 minuti, fino a quando non sono al dente.
- Scolare la Pasta: Scola i fusilli, riservando un po' d'acqua di cottura.
- Unire Pasta e Pesto: In una ciotola grande, unisci i fusilli scolati con il pesto di rucola e noci. Mescola bene per far aderire il pesto alla pasta.
- Se il pesto risulta troppo denso, aggiungi un po' dell'acqua di cottura della pasta per ottenere la consistenza desiderata.
- Servire: Trasferisci la pasta in un piatto e servila immediatamente.

I fusilli di lenticchie rosse con pesto di rucola e noci sono un piatto nutriente e saporito, ricco di proteine vegetali, fibre e grassi sani. Questa ricetta è perfetta per un pasto veloce ma completo, che offre benefici antinfiammatori grazie agli ingredienti come l'aglio, le noci, la rucola e l'olio d'oliva. Il pesto di rucola fornisce una svolta fresca e speziata rispetto al classico pesto di basilico, rendendo questo piatto un'opzione gustosa e salutare per un pranzo o una cena.

Spaghetti di Grano Saraceno con Crema di Avocado e Spinaci

Informazioni Nutrizionali (per porzione):

- Calorie: circa 500 Kcal
- Carboidrati: 50%
- Proteine: 15%
- Grassi: 35%

Tempo di Preparazione: 10 minuti
Tempo di Cottura: 10 minuti

Ingredienti:

- Spaghetti di grano saraceno: 80g (circa 2/3 di tazza)
- Avocado maturo: 1/2 di un avocado medio
- Spinaci freschi: 1 tazza (30g)
- Aglio: 1 spicchio, tritato
- Succo di limone: 1 cucchiaio (15 ml)
- Olio extravergine di oliva: 1 cucchiaio (15 ml)
- Sale e pepe nero, a piacere
- Noci tritate o pinoli (opzionale, per guarnire)

Preparazione Crema di Avocado e Spinaci:

- Lava gli spinaci e scolali bene. Taglia a metà l'avocado, rimuovi il nocciolo e preleva la polpa con un cucchiaio.
- Creare la Crema: In un frullatore o un robot da cucina, unisci la polpa di avocado, gli spinaci, l'aglio, il succo di limone e l'olio d'oliva.

- Frulla fino a ottenere una crema liscia e omogenea. Assaggia e aggiusta di sale e pepe secondo il gusto.

Cucinare la Pasta:

- Cuocere gli Spaghetti: Porta ad ebollizione una pentola di acqua salata.
- Aggiungi gli spaghetti di grano saraceno e cuocili seguendo le istruzioni sulla confezione, solitamente circa 8-10 minuti, fino a quando non sono al dente.
- Scolare la Pasta: Scola gli spaghetti, riservando un po' d'acqua di cottura.
- Completare il Piatto: In una ciotola, unisci gli spaghetti scolati con la crema di avocado e spinaci. Mescola bene per far aderire la crema agli spaghetti.
- Se la crema risulta troppo densa, aggiungi un po' dell'acqua di cottura della pasta per ottenere la consistenza desiderata.
- Servire: Trasferisci gli spaghetti in un piatto.
- Guarnisci con noci tritate o pinoli per aggiungere croccantezza e sapore, se desiderato.

Gli spaghetti di grano saraceno con crema di avocado e spinaci sono un piatto ricco di nutrienti, con un perfetto equilibrio tra carboidrati complessi, proteine vegetali e grassi sani. Questa ricetta è ideale per un pasto antinfiammatorio, grazie alla presenza di ingredienti come l'avocado, gli spinaci e l'olio d'oliva. È un'opzione salutare e gustosa per un pranzo o una cena, che soddisfa senza appesantire.

Linguine al Limone con Asparagi e Parmigiano

Informazioni Nutrizionali (per porzione):

- Calorie: circa 400 Kcal
- Carboidrati: 60%
- Proteine: 20%
- Grassi: 20%

Tempo di Preparazione: 10 minuti
Tempo di Cottura: 15 minuti

Ingredienti:

- Linguine: 80g (circa 2/3 di tazza)
- Asparagi freschi: 100g, tagliati a pezzetti
- Succo e scorza grattugiata di 1 limone
- Parmigiano grattugiato: 2 cucchiai (30g)
- Aglio: 1 spicchio, tritato
- Olio extravergine di oliva: 1 cucchiaio (15 ml)
- Sale e pepe nero, a piacere

Preparazione:

- Cuocere la Pasta: Porta ad ebollizione una pentola di acqua salata.
- Aggiungi le linguine e cuoci seguendo le istruzioni sulla confezione fino a quando non sono al dente, circa 10-12 minuti.
- Preparare gli Asparagi: Mentre la pasta cuoce, lava gli asparagi e taglia via le parti legnose. Tagliali a pezzetti di circa 2-3 cm.

- In una padella, scalda l'olio d'oliva a fuoco medio. Aggiungi l'aglio tritato e gli asparagi. Cuoci per circa 5-7 minuti fino a quando gli asparagi non sono teneri ma ancora croccanti.
- Aggiungi il succo e la scorza di limone. Condisci con sale e pepe.
- Scola le linguine, riservando un po' d'acqua di cottura.
- Aggiungi le linguine nella padella con gli asparagi. Mescola bene per far insaporire la pasta.
- Se necessario, aggiungi un po' dell'acqua di cottura riservata per ottenere un condimento più cremoso.
- Aggiungere il Parmigiano: Rimuovi la padella dal fuoco e cospargi le linguine con il parmigiano grattugiato. Mescola bene fino a quando il formaggio non si è fuso e amalgamato con la pasta.
- Servire: Trasferisci la pasta in un piatto.
- Se desideri, aggiungi un ulteriore pizzico di scorza di limone grattugiata e pepe nero per guarnire.

Le linguine al limone con asparagi e parmigiano sono un piatto leggero e raffinato, ideale per un pranzo o una cena primaverile. Questa ricetta offre un perfetto equilibrio di sapori, con l'acidità del limone che si sposa bene con la dolcezza degli asparagi e la ricchezza del parmigiano. È un piatto semplice ma elegante, che porta in tavola i sapori freschi e naturali degli ingredienti.

Insalata di Farro con Pomodori, Cetrioli e Olive

Informazioni Nutrizionali (per porzione):

- Calorie: circa 350 Kcal
- Carboidrati: 55%
- Proteine: 15%
- Grassi: 30%

Tempo di Preparazione: 15 minuti
Tempo di Cottura Farro: 25-30 minuti

Ingredienti:

- Farro: 1/2 tazza (100g) non cotto
- Pomodori ciliegino: 1/2 tazza (circa 100g), tagliati a metà
- Cetriolo: 1/2 di un cetriolo medio, tagliato a dadini
- Olive nere denocciolate: 1/4 di tazza (30g)
- Cipolla rossa piccola: 1/4, affettata finemente
- Succo di limone: 2 cucchiai (30 ml)
- Olio extravergine di oliva: 1 cucchiaio (15 ml)
- Sale e pepe nero, a piacere
- Basilico fresco o prezzemolo, tritato: per guarnire

Preparazione:

- Sciacqua il farro sotto l'acqua corrente.
- Porta ad ebollizione una pentola di acqua salata, aggiungi il farro e cuoci fino a che non è tenero ma ancora al dente, circa 25-30 minuti.
- Scola e lascia raffreddare.
- Preparare le Verdure: Lava e taglia i pomodori ciliegino a metà.

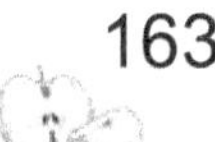

- Taglia il cetriolo a dadini.
- Affetta finemente la cipolla rossa.
- Assemblare l'Insalata: In una ciotola grande, unisci il farro cotto e raffreddato, i pomodori, i cetrioli, le olive e la cipolla rossa.
- Condire l'Insalata: In una piccola ciotola, mescola il succo di limone con l'olio d'oliva, sale e pepe.
- Versa il condimento sull'insalata e mescola bene per condire uniformemente.
- Guarnire e Servire: Cospargi l'insalata con basilico fresco o prezzemolo tritato. Mescola di nuovo prima di servire.

L'insalata di farro con pomodori, cetrioli e olive è un pasto leggero ma saziante, perfetto per un pranzo o una cena estiva. Il farro fornisce una base nutriente e ricca di fibre, mentre le verdure fresche aggiungono croccantezza e vitalità. Questa insalata si caratterizza per il suo equilibrio di sapori e la sua freschezza, rendendola ideale per chi cerca un'opzione salutare e antinfiammatoria.

Orzo con Peperoni Arrostiti, Cipolla Caramellata e Feta

Informazioni Nutrizionali (per porzione):

- Calorie: circa 450 Kcal
- Carboidrati: 55%
- Proteine: 15%
- Grassi: 30%

Tempo di Preparazione: 20 minuti
Tempo di Cottura: 30 minuti

Ingredienti:

- Orzo perlato: 1/2 tazza (100g)
- Peperone rosso: 1 medio
- Cipolla rossa piccola: 1
- Feta: 50g, sbriciolata
- Olio extravergine di oliva: 2 cucchiai (30 ml)
- Aceto balsamico: 1 cucchiaio (15 ml)
- Sale e pepe nero, a piacere
- Basilico fresco o prezzemolo per guarnire

Preparazione:

- Preriscalda il forno a 200°C (400°F).
- Taglia il peperone a metà, rimuovi i semi e mettilo su una teglia rivestita di carta forno con la pelle rivolta verso l'alto.
- Arrostisci nel forno finché la pelle non diventa nera e vescicata, circa 15-20 minuti.

- Togli il peperone dal forno, coprilo con un panno umido per alcuni minuti, poi rimuovi la pelle. Taglia il peperone arrostito a strisce.
- Affetta finemente la cipolla rossa.
- In una padella, scalda 1 cucchiaio di olio d'oliva a fuoco medio-basso.
- Aggiungi la cipolla e un pizzico di sale, cuoci lentamente fino a quando non diventa tenera e caramellata, circa 15-20 minuti. Aggiungi aceto balsamico negli ultimi minuti.
- In una pentola di acqua salata in ebollizione, cuoci l'orzo seguendo le istruzioni sulla confezione, fino a che non è al dente, circa 10-12 minuti. Scola l'orzo e lascialo raffreddare leggermente.
- In una ciotola grande, combina l'orzo, i peperoni arrostiti, la cipolla caramellata e la feta sbriciolata.
- Condisci con il restante olio d'oliva, sale e pepe a piacere.
- Servire: Guarnisci con basilico fresco o prezzemolo tritato.
- Può essere servito tiepido o a temperatura ambiente.

L'orzo con peperoni arrostiti, cipolla caramellata e feta è un piatto ricco di sapori e texture. Questa insalata è perfetta per un pranzo nutriente o una cena leggera. La combinazione di orzo e verdure fornisce un buon equilibrio di carboidrati complessi e fibre, mentre la feta aggiunge proteine e un sapore salato. La cipolla caramellata e i peperoni arrostiti offrono dolcezza naturale e una nota affumicata.

Riso Venere con Carote, Curcuma e Semi di Zucca

Informazioni Nutrizionali (per porzione):

- Calorie: circa 350 Kcal
- Carboidrati: 70%
- Proteine: 15%
- Grassi: 15%

Tempo di Preparazione: 10 minuti
Tempo di Cottura: 30-35 minuti

Ingredienti:

- Riso Venere (riso nero): 1/2 tazza (100g)
- Carote medie: 2, pelate e tagliate a julienne o grattugiate
- Curcuma in polvere: 1/2 cucchiaino
- Semi di zucca: 2 cucchiai (30g)
- Aglio: 1 spicchio, tritato
- Olio extravergine di oliva: 1 cucchiaio (15 ml)
- Brodo vegetale o acqua: 1 tazza (240 ml)
- Sale e pepe nero, a piacere
- Prezzemolo fresco tritato (opzionale): per guarnire

Preparazione:

- Cuocere il Riso: In una pentola, scalda l'olio extravergine di oliva a fuoco medio. Aggiungi l'aglio tritato e la curcuma, soffriggendoli brevemente fino a quando non diventano fragranti.

- Aggiungi il riso Venere e mescola bene per farlo tostare leggermente con la curcuma e l'aglio.
- Aggiungi il brodo vegetale o l'acqua e un pizzico di sale. Porta a ebollizione, poi riduci il fuoco, copri e lascia cuocere fino a quando il riso è tenero e ha assorbito il liquido, circa 30-35 minuti.
- Preparare le Carote: Mentre il riso cuoce, prepara le carote. Pelale e tagliale a julienne o grattugiale.
- Tostare i Semi di Zucca: In una piccola padella a secco, tosta i semi di zucca a fuoco medio fino a quando non diventano leggermente dorati e fragranti, facendo attenzione a non bruciarli.
- Una volta che il riso è cotto, aggiungi le carote grattugiate al riso e mescola bene.
- Regola di sale e pepe secondo il gusto.
- Servire: Trasferisci il riso in un piatto.
- Cospargi i semi di zucca tostati sopra il riso.
- Guarnisci con prezzemolo fresco tritato, se lo desideri.

Il Riso Venere con carote, curcuma e semi di zucca è un piatto nutriente e colorato, ricco di antiossidanti e proprietà antinfiammatorie. Il riso Venere offre un sapore unico e una consistenza croccante, mentre la curcuma aggiunge non solo colore ma anche benefici per la salute. Le carote forniscono dolcezza naturale e fibre, e i semi di zucca aggiungono una croccantezza nutriente. Questa ricetta è perfetta per un pranzo salutare o una cena leggera.

Farro con Barbabietole, Caprino e Noci

Informazioni Nutrizionali (per porzione):

- Calorie: circa 450 Kcal
- Carboidrati: 50%
- Proteine: 20%
- Grassi: 30%

Tempo di Preparazione: 15 minuti
Tempo di Cottura Farro: 30 minuti

Ingredienti:

- Farro perlato: 1/2 tazza (100g)
- Barbabietole precotte: 1 media (circa 150g), tagliata a cubetti
- Formaggio di capra (caprino): 50g, sbriciolato
- Noci: un pugno (circa 20g), tritate grossolanamente
- Olio extravergine di oliva: 1 cucchiaio (15 ml)
- Aceto balsamico: 1 cucchiaino (5 ml)
- Sale e pepe nero, a piacere
- Erba cipollina o prezzemolo fresco, tritato: per guarnire

Preparazione:

- Cuocere il Farro: Sciacqua il farro sotto l'acqua corrente.
- Porta ad ebollizione una pentola di acqua salata, aggiungi il farro e cuoci fino a che non è tenero ma ancora al dente, circa 30 minuti.
- Scola e lascia raffreddare leggermente.

- Preparare le Barbabietole: Se non sono già precotte, cuoci le barbabietole in acqua bollente fino a che non sono tenere, poi lasciale raffreddare e tagliale a cubetti.
- Combinare gli Ingredienti: In una ciotola grande, unisci il farro cotto, i cubetti di barbabietola, il formaggio di capra sbriciolato e le noci tritate.
- Condire l'Insalata: In una ciotolina piccola, emulsiona l'olio d'oliva con l'aceto balsamico, sale e pepe.
- Versa il condimento sull'insalata di farro e mescola bene.
- Servire: Guarnisci l'insalata con erba cipollina o prezzemolo tritato.
- Servi l'insalata tiepida o a temperatura ambiente.

L'insalata di farro con barbabietole, caprino e noci è un piatto ricco di colori e sapori contrastanti. Offre un eccellente equilibrio di dolcezza naturale, sapori terrosi e una piacevole consistenza cremosa e croccante. Questa ricetta è non solo deliziosa ma anche antinfiammatoria, grazie ai benefici delle barbabietole, ricche di nutrienti e antiossidanti, e delle noci, che apportano grassi sani e ulteriori antiossidanti.

Salmone al Forno con Limone e Rosmarino

Informazioni Nutrizionali (per porzione):

- Calorie: circa 400 Kcal
- Carboidrati: 5%
- Proteine: 35%
- Grassi: 60%

Tempo di Preparazione: 10 minuti
Tempo di Cottura: 15-20 minuti

Ingredienti:

- Filetto di salmone: 150g
- Limone: 1/2, affettato e succo dell'altra metà
- Rosmarino fresco: 1 rametto
- Olio extravergine di oliva: 1 cucchiaio (15 ml)
- Aglio: 1 spicchio, tritato
- Sale e pepe nero: a piacere

Preparazione:

- Preriscalda il forno a 200°C (400°F).
- Se il salmone ha la pelle, incidila leggermente con un coltello affilato.
- Disponi il filetto di salmone in una pirofila rivestita con carta da forno.
- Condire il Salmone: Cospargi il salmone con il sale e il pepe. Strofina il filetto con l'aglio tritato.
- Versa il succo di limone sul salmone e poi adagia le fettine di limone sopra il filetto.

- Posiziona il rametto di rosmarino sul salmone.
- Irrora il salmone con l'olio extravergine di oliva.
- Cuocere il Salmone: Inforna il salmone e lascialo cuocere per circa 15-20 minuti, o fino a quando il pesce non è cotto a puntino e si sfalda facilmente con una forchetta.
- Servire: Rimuovi il rametto di rosmarino e le fette di limone prima di servire.
- Servi il salmone caldo, guarnendo con una spolverata di pepe fresco e un filo d'olio d'oliva se desiderato.

Il salmone al forno con limone e rosmarino è un piatto ricco di omega-3, proteine e grassi buoni, che contribuiscono ad un effetto antinfiammatorio. Il limone aggiunge un tocco di freschezza e vitamina C, mentre il rosmarino porta una nota aromatica. Questa ricetta semplice e veloce è perfetta per un pasto sano e gustoso.

Branzino alla Griglia con Insalata di Finocchio e Arancia

Informazioni Nutrizionali (per porzione):

- Calorie: circa 350-400 Kcal
- Carboidrati: 20%
- Proteine: 40%
- Grassi: 40%

Tempo di Preparazione: 15 minuti
Tempo di Cottura: 10-12 minuti

Ingredienti:

- Filetto di branzino: 150g
- Finocchio: 1/2 bulbo, affettato sottilmente
- Arancia: 1, pelata a vivo e tagliata a fettine
- Olive nere: 1 cucchiaio (circa 15g)
- Succo di limone: 1 cucchiaio (15 ml)
- Olio extravergine di oliva: 2 cucchiai (30 ml)
- Sale e pepe nero: a piacere
- Prezzemolo fresco o aneto: per guarnire

Preparazione:

- Riscalda la griglia o una griglia a padella a fuoco medio-alto.
- Asciuga il filetto di branzino con carta assorbente, cospargilo con sale e pepe.
- Ungi leggermente la griglia con un po' di olio d'oliva.

- Posiziona il branzino sulla griglia e cuoci per circa 5-6 minuti per lato, o fino a quando la pelle è croccante e la carne si sfalda facilmente.
- Preparare l'Insalata di Finocchio e Arancia:
- In una ciotola, combina il finocchio affettato, le fettine di arancia e le olive nere.
- Condisci con il succo di limone e l'olio extravergine di oliva.
- Aggiungi sale e pepe a piacere e mescola delicatamente.
- Disponi il filetto di branzino grigliato su un piatto.
- Accompagna con l'insalata di finocchio e arancia.
- Guarnisci con prezzemolo fresco o aneto tritato.

Il branzino alla griglia con insalata di finocchio e arancia è un piatto leggero e rinfrescante, perfetto per un pasto estivo. Il branzino è una fonte eccellente di proteine magre e omega-3, importanti per le loro proprietà antinfiammatorie. Il finocchio aggiunge croccantezza e un sapore leggermente anisato, mentre l'arancia porta dolcezza e vitamina C. Questa combinazione di sapori mediterranei non solo delizia il palato, ma contribuisce anche a una dieta equilibrata e salutare.

Tranci di Tonno Scottati con Salsa di Avocado e Coriandolo

Informazioni Nutrizionali (per porzione):

- Calorie: circa 400-450 Kcal
- Carboidrati: 10%
- Proteine: 50%
- Grassi: 40%

Tempo di Preparazione: 15 minuti
Tempo di Cottura: 5 minuti

Ingredienti:

- Trancio di tonno fresco (spesso circa 2 cm): 150g
- Avocado maturo: 1/2
- Succo di lime: da 1 lime
- Coriandolo fresco: 1 manciata, tritato
- Peperoncino fresco: a piacere, tritato finemente
- Olio extravergine di oliva: 2 cucchiai (30 ml)
- Sale e pepe nero: a piacere

Preparazione:

- Taglia a metà l'avocado, rimuovi il nocciolo e preleva la polpa con un cucchiaio.
- In una ciotola, schiaccia l'avocado fino a ottenere una consistenza cremosa.

- Aggiungi il succo di lime, il coriandolo tritato e il peperoncino. Mescola fino a ottenere una salsa omogenea. Regola di sale e metti da parte.
- Asciuga il trancio di tonno con carta da cucina e condiscilo con sale e pepe su entrambi i lati.
- Riscalda una padella antiaderente a fuoco alto e aggiungi 1 cucchiaio di olio d'oliva.
- Quando la padella è molto calda, aggiungi il tonno e scottalo per circa 1-2 minuti per lato, o fino a quando la superficie esterna è dorata ma l'interno è ancora rosato (a seconda della tua preferenza di cottura).
- Taglia il tonno scottato in fette spesse e disponile su un piatto.
- Accompagna con la salsa di avocado e coriandolo.
- Se lo desideri, guarnisci con ulteriori foglie di coriandolo fresco.

I tranci di tonno scottati con salsa di avocado e coriandolo sono un piatto ricco di proteine e grassi sani, tra cui gli omega-3, noti per le loro proprietà antinfiammatorie. La salsa di avocado aggiunge cremosità e il coriandolo un tocco di freschezza, creando un piatto gustoso e nutriente. Questa ricetta è ideale per un pranzo o una cena leggera, con un perfetto equilibrio di sapori e nutrienti.

Filetto di Orata al Vapore con Verdure Miste e Zenzero

Informazioni Nutrizionali (per porzione):

- Calorie: circa 300 Kcal
- Carboidrati: 20%
- Proteine: 50%
- Grassi: 30%

Tempo di Preparazione: 10 minuti
Tempo di Cottura: 10-15 minuti

Ingredienti:

- Filetto di orata: 150g
- Zucchine: 1/2, affettata sottilmente
- Carote: 1 media, affettata sottilmente
- Broccoli: 1/2 tazza, divisi in piccoli fiori
- Zenzero fresco: 1 pezzo di circa 2 cm, grattugiato
- Olio di sesamo: 1 cucchiaino (5 ml)
- Salsa di soia a basso contenuto di sodio: 1 cucchiaio (15 ml)
- Succo di limone: 1 cucchiaio (15 ml)
- Sale e pepe nero: a piacere
- Coriandolo fresco o prezzemolo: per guarnire

Preparazione:

- Lava e affetta sottilmente le zucchine e le carote.
- Lava e taglia i broccoli in piccoli fiori.

- Asciuga il filetto di orata con carta assorbente.
- Condisci entrambi i lati con un pizzico di sale e pepe.
- Riempi una pentola con un po' d'acqua e porta a ebollizione.
- Posiziona il filetto di orata e le verdure in un cestello per cottura a vapore sopra la pentola.
- Copri e lascia cuocere al vapore fino a quando il pesce non diventa opaco e si sfalda facilmente e le verdure sono tenere, circa 10-15 minuti.
- In una ciotolina, mescola la salsa di soia, l'olio di sesamo, il succo di limone e lo zenzero grattugiato.
- Disponi il filetto di orata e le verdure su un piatto.
- Irrora con la salsa preparata.
- Guarnisci con coriandolo fresco o prezzemolo.

Il filetto di orata al vapore con verdure miste e zenzero è un pasto leggero, salutare e antinfiammatorio. Questo metodo di cottura preserva la dolcezza naturale del pesce e le proprietà nutritive delle verdure. Lo zenzero aggiunge un tocco di sapore speziato e benefico, noto per le sue proprietà antinfiammatorie e digestive. Un piatto equilibrato sia nei macronutrienti che nei sapori, perfetto per una dieta salutare.

Filetti di Trota con Pesto di Prezzemolo e Mandorle

Informazioni Nutrizionali (per porzione):

- Calorie: circa 400 Kcal
- Carboidrati: 5%
- Proteine: 50%
- Grassi: 45%

Tempo di Preparazione: 10 minuti
Tempo di Cottura: 10 minuti

Ingredienti:

- Filetti di trota: 150g
- Prezzemolo fresco: 1 manciata grande
- Mandorle pelate: 30g
- Aglio: 1 spicchio piccolo
- Olio extravergine di oliva: 3 cucchiai (45 ml)
- Succo di limone: 1 cucchiaio (15 ml)
- Sale e pepe nero: a piacere

Preparazione:

- Tosta leggermente le mandorle in una padella asciutta fino a quando non diventano dorate. Lascia raffreddare.
- Nel frullatore o nel robot da cucina, combina il prezzemolo, le mandorle tostate, l'aglio, il succo di limone e l'olio extravergine di oliva. Frulla fino a ottenere una consistenza omogenea. Se

necessario, aggiungi un po' d'acqua per ottenere la consistenza desiderata. Condisci con sale e pepe a piacere.
* Asciuga i filetti di trota con carta assorbente e cospargili leggermente con sale e pepe.
* Scalda una padella antiaderente a fuoco medio e aggiungi un filo d'olio.
* Una volta calda, aggiungi i filetti di trota con la pelle verso il basso. Cuoci per circa 3-4 minuti o fino a quando la pelle diventa croccante.
* Gira i filetti delicatamente e cuoci per altri 3-4 minuti o fino a quando la carne non diventa opaca e si sfalda facilmente.
* Disponi i filetti di trota cotti su un piatto.
* Cospargi il filetto con il pesto di prezzemolo e mandorle.
* Se desideri, puoi aggiungere un ulteriore spruzzo di succo di limone prima di servire.

I filetti di trota con pesto di prezzemolo e mandorle offrono un piatto equilibrato con un'elevata percentuale di proteine di alta qualità e grassi buoni dalle mandorle e dall'olio d'oliva. Il prezzemolo aggiunge vitamine e minerali essenziali, oltre ad avere proprietà antinfiammatorie. Questa ricetta è perfetta per un pasto leggero e nutriente.

Petto di Pollo alla Griglia con Insalata di Quinoa e Verdure

Informazioni Nutrizionali (per porzione):

- Calorie: circa 450-500 Kcal
- Carboidrati: 40%
- Proteine: 40%
- Grassi: 20%

Tempo di Preparazione: 20 minuti
Tempo di Cottura: 20 minuti

Ingredienti:

- Petto di pollo: 150g
- Quinoa non cotta: 1/4 di tazza (circa 50g)
- Pomodori ciliegino: 1/2 tazza, tagliati a metà
- Cetriolo: 1/2, tagliato a dadini
- Peperone rosso: 1/2, tagliato a dadini
- Cipolla rossa: 1/4, affettata finemente
- Succo di limone: da 1 limone
- Olio extravergine di oliva: 2 cucchiai (30 ml)
- Sale e pepe nero: a piacere
- Erbe aromatiche fresche (come prezzemolo o coriandolo): per guarnire

Preparazione:

- Sciacqua la quinoa sotto l'acqua corrente utilizzando un colino fino a che l'acqua non risulta chiara.

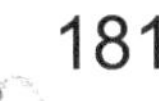

- Porta ad ebollizione il doppio del volume di acqua rispetto alla quinoa in una pentola.
- Aggiungi la quinoa, riduci la fiamma, copri e lascia cuocere fino a quando non è tenera e ha assorbito tutta l'acqua, circa 15 minuti.
- Togli dal fuoco e lascia riposare coperta per 5 minuti, poi sgranala con una forchetta.
- Riscalda una griglia o padella griglia a fuoco medio-alto.
- Condisci il petto di pollo con sale e pepe.
- Griglia il pollo per circa 5-7 minuti per lato, fino a quando è ben cotto e la temperatura interna raggiunge i 75°C.
- Lascia riposare il pollo per alcuni minuti e poi affettalo.
- In una grande ciotola, combina la quinoa cotta, i pomodori ciliegino, il cetriolo, il peperone rosso e la cipolla rossa.
- Condisci l'insalata con il succo di limone e l'olio extravergine di oliva. Aggiusta di sale e pepe.
- Disponi l'insalata di quinoa in un piatto e adagia sopra il petto di pollo affettato.
- Guarnisci con le erbe aromatiche fresche tritate.

Il petto di pollo alla griglia con insalata di quinoa e verdure è un pasto completo, ricco di proteine magre e carboidrati complessi con un'alta percentuale di fibre. L'aggiunta di un'ampia varietà di verdure colorate fornisce antiossidanti e nutrienti vitali. Questo piatto è ottimo per chi cerca un'opzione saziante ma salutare, perfetta per un pranzo o una cena equilibrata.

Tacchino Saltato con Peperoni, Cipolle e Paprika

Informazioni Nutrizionali (per porzione):

- Calorie: circa 350 Kcal
- Carboidrati: 15%
- Proteine: 60%
- Grassi: 25%

Tempo di Preparazione: 10 minuti
Tempo di Cottura: 15 minuti

Ingredienti:

- Petto di tacchino tagliato a striscioline: 150g
- Peperoni di colori misti (rosso, giallo, verde): 1 tazza, tagliati a strisce
- Cipolla rossa: 1/2, tagliata a strisce
- Aglio: 1 spicchio, tritato
- Paprika dolce: 1 cucchiaino
- Olio extravergine di oliva: 1 cucchiaio (15 ml)
- Sale e pepe nero: a piacere
- Prezzemolo fresco o coriandolo: per guarnire

Preparazione:

- Taglia il petto di tacchino a striscioline.
- Taglia i peperoni e la cipolla rossa a strisce.
- Cuocere il Tacchino:
- Scalda l'olio d'oliva in una padella grande a fuoco medio-alto.

- Aggiungi il tacchino e cuoci, mescolando frequentemente, fino a quando non è dorato e cotto, circa 5-7 minuti.
- Rimuovi il tacchino dalla padella e mettilo da parte.
- Nella stessa padella, aggiungi un altro filo d'olio se necessario e soffriggi la cipolla e l'aglio fino a quando non diventano traslucidi.
- Aggiungi i peperoni e la paprika, quindi cuoci fino a quando i peperoni non sono teneri ma ancora croccanti, circa 5-8 minuti.
- Aggiungi di nuovo il tacchino nella padella con i peperoni e la cipolla.
- Mescola bene e cuoci insieme per altri 2-3 minuti, finché tutto non è ben caldo.
- Assaggia e aggiusta di sale e pepe.
- Trasferisci il tacchino e le verdure in un piatto.
- Cospargi con prezzemolo fresco o coriandolo tritato.

Il tacchino saltato con peperoni, cipolle e paprika è un piatto ricco di proteine e basso in grassi, con l'aggiunta di verdure colorate che forniscono vitamine, minerali e un leggero apporto di carboidrati. La paprika aggiunge un piacevole aroma affumicato e dolce, mentre le erbe fresche portano freschezza e gusto. Questo pasto è ideale per chi cerca un'opzione nutriente, veloce e facile da preparare.

Spezzatino di Manzo con Carote, Sedano e Rosmarino

Informazioni Nutrizionali (per porzione):

- Calorie: circa 500-550 Kcal
- Carboidrati: 15%
- Proteine: 35%
- Grassi: 50%

Tempo di Preparazione: 20 minuti
Tempo di Cottura: 1 ora e 30 minuti

Ingredienti:

- Manzo per spezzatino: 150g, tagliato a cubetti
- Carote: 1 media, tagliata a rondelle
- Sedano: 1 gambo, tagliato a pezzi
- Cipolla rossa: 1/2 piccola, tritata
- Rosmarino fresco: 1 rametto
- Brodo di carne: 2 tazze (circa 500 ml)
- Farina integrale: 1 cucchiaio (per infarinare il manzo)
- Olio extravergine di oliva: 1 cucchiaio (15 ml)
- Sale e pepe nero: a piacere
- Vino rosso: 1/2 tazza (circa 120 ml)

Preparazione:

- Infarina leggermente i cubetti di manzo. Questo aiuterà a sigillare i succhi durante la cottura e a addensare il sugo.
- Prepara le verdure tagliandole secondo le indicazioni.
- Scalda l'olio in una casseruola a fuoco medio-alto.

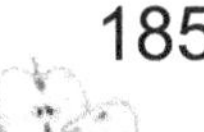

- Aggiungi il manzo infarinato e rosolalo fino a quando non sarà ben sigillato su tutti i lati.
- Rimuovi il manzo e mettilo da parte.
- Nella stessa casseruola, aggiungi la cipolla, la carota e il sedano. Soffriggi fino a quando non saranno leggermente ammorbiditi.
- Aggiungi il rosmarino e cuoci per un minuto per rilasciare gli aromi.
- Versa il vino rosso e lascia evaporare l'alcool per qualche minuto.
- Cuocere lo Spezzatino:
- Ri-aggiungi il manzo nella casseruola.
- Aggiungi il brodo di carne fino a coprire completamente la carne e le verdure.
- Porta a ebollizione, poi riduci la fiamma, copri e lascia sobbollire per circa 1 ora e 30 minuti, o fino a quando la carne non sarà tenera.
- Una volta che la carne è tenera e il sugo si è ridotto e addensato, assaggia e aggiusta di sale e pepe.
- Servi lo spezzatino caldo, guarnito con un rametto di rosmarino fresco per decorazione.

Lo spezzatino di manzo con carote, sedano e rosmarino è un piatto confortante, perfetto per i mesi più freddi. La lunga cottura a fuoco lento rende la carne di manzo estremamente tenera e i sapori delle verdure e delle erbe aromatiche si fondono insieme creando un sugo ricco e profondo. Questo piatto fornisce un'eccellente fonte di proteine e grassi insaturi dal manzo, oltre a vitamine e minerali dalle verdure.

Filetto di Maiale al Forno con Mele e Cannella

Informazioni Nutrizionali (per porzione):

- Calorie: circa 400-450 Kcal
- Carboidrati: 25%
- Proteine: 50%
- Grassi: 25%

Tempo di Preparazione: 15 minuti
Tempo di Cottura: 30 minuti

Ingredienti:

- Filetto di maiale: 150g
- Mele: 1 media, preferibilmente una varietà acidula, tagliata a fettine
- Cannella in polvere: 1/2 cucchiaino
- Olio extravergine di oliva: 1 cucchiaio (15 ml)
- Miele: 1 cucchiaino (5 ml)
- Succo di limone: 1 cucchiaio (15 ml)
- Sale e pepe nero: a piacere
- Rametti di rosmarino fresco: per guarnire

Preparazione:

- Preriscalda il forno a 200°C (400°F).
- Condisci il filetto di maiale con sale, pepe e cannella da tutti i lati.
- Scalda una padella antiaderente a fuoco medio-alto e aggiungi l'olio.

- Rosola il filetto di maiale su tutti i lati fino a che non diventa dorato.
- In una teglia da forno, disponi le fettine di mela e cospargile con il miele e il succo di limone.
- Posiziona il filetto di maiale sopra il letto di mele e aggiungi un rametto di rosmarino accanto al maiale.
- Inforna il filetto di maiale e le mele per circa 20-25 minuti o fino a quando la carne raggiunge una temperatura interna di 63°C (145°F).
- Durante la cottura, bagna occasionalmente il filetto con il succo rilasciato dalle mele per mantenerlo umido.
- Una volta cotto, lascia riposare il filetto di maiale per alcuni minuti prima di affettarlo.
- Servi le fettine di maiale accompagnate dalle mele cotte e un po' del succo di cottura come salsa.

Il filetto di maiale al forno con mele e cannella è un piatto dolce e speziato, che unisce sapientemente i sapori rustici della carne con la dolcezza delle mele e il calore aromatico della cannella. Le mele, oltre a fornire carboidrati, aggiungono una piacevole texture e sapore, mentre la cannella offre proprietà antinfiammatorie. Questo piatto è un esempio delizioso di come si possono combinare ingredienti salutari per creare un pasto equilibrato e nutriente.

Anatra Arrosto con Salsa di Lamponi e Balsamico

Informazioni Nutrizionali (per porzione):

- Calorie: circa 500-600 Kcal
- Carboidrati: 15%
- Proteine: 30%
- Grassi: 55%

Tempo di Preparazione: 20 minuti
Tempo di Cottura: 1 ora e 20 minuti

Ingredienti:

- Petto d'anatra: 200g
- Lamponi freschi: 1/2 tazza (circa 60g)
- Aceto balsamico: 2 cucchiai (30 ml)
- Miele: 1 cucchiaino (5 ml)
- Brodo di pollo o vegetale: 1/4 tazza (60 ml)
- Sale e pepe nero: a piacere
- Rosmarino fresco o timo: per guarnire

Preparazione:

- Pre-riscalda il forno a 200°C (400°F).
- Incidi la pelle del petto d'anatra a quadretti, facendo attenzione a non tagliare la carne.
- Condisci il petto d'anatra con sale e pepe da entrambi i lati.
- Riscalda una padella antiaderente a fuoco medio. Posiziona il petto d'anatra con la pelle verso il basso e rosola fino a quando la pelle diventa croccante e dorata, circa 5-7 minuti.
- Gira il petto d'anatra e cuoci per altri 2-3 minuti

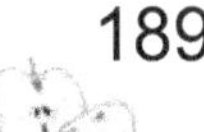

- Trasferisci il petto d'anatra in una teglia da forno con la pelle verso l'alto.
- Inforna e arrostisci per circa 10-15 minuti per una cottura al sangue o fino a 20 minuti per una cottura media.
- Una volta raggiunta la cottura desiderata, copri l'anatra con un foglio di alluminio e lasciala riposare.
- Nella stessa padella utilizzata per rosolare l'anatra, aggiungi i lamponi, l'aceto balsamico e il miele.
- Schiaccia i lamponi mentre cuoci a fuoco medio-basso.
- Aggiungi il brodo e lascia sobbollire fino a quando la salsa non si riduce e si addensa, circa 7-10 minuti.
- Affetta il petto d'anatra a fette spesse.
- Disponi le fette d'anatra su un piatto e irrorale con la salsa di lamponi e balsamico ridotta.
- Guarnisci con un rametto di rosmarino fresco o timo.

L'anatra arrosto con salsa di lamponi e balsamico è un piatto ricco e raffinato, con una combinazione di sapori dolci e aciduli. La pelle croccante dell'anatra si abbina perfettamente con la salsa fruttata, che aggiunge una nota di eleganza al piatto. Questa ricetta è ideale per un'occasione speciale o un pasto festivo.

11.3 Dessert: dolcezza senza infiammazione

Mousse di Avocado e Cacao

Informazioni Nutrizionali (per porzione):

- Calorie: circa 300 Kcal
- Carboidrati: 30%
- Proteine: 5%
- Grassi: 65%

Tempo di Preparazione: 10 minuti
Tempo di Cottura: 0 minuti (tempo di riposo in frigo: almeno 30 minuti)

Ingredienti:

- Avocado maturo: 1/2 grande o 1 piccolo
- Cacao in polvere non zuccherato: 2 cucchiai (circa 10-15g)
- Dolcificante naturale, come miele o sciroppo d'acero: 1 cucchiaio (circa 15 ml, aggiustare a seconda della dolcezza desiderata)
- Estratto di vaniglia: 1/2 cucchiaino (circa 2 ml)
- Latte di mandorla non zuccherato (o altro latte a scelta): 2 cucchiai (circa 30 ml, regolare per la consistenza desiderata)
- Un pizzico di sale marino

Preparazione:

- Taglia l'avocado a metà, rimuovi il nocciolo e preleva la polpa con un cucchiaio.

- In un frullatore o un robot da cucina, unisci la polpa di avocado, il cacao in polvere, il dolcificante scelto, l'estratto di vaniglia e il pizzico di sale.
- Frulla fino a ottenere una consistenza liscia e cremosa. Aggiungi a poco a poco il latte di mandorla per raggiungere la densità desiderata.
- Trasferisci la mousse in una ciotola e lasciala raffreddare in frigorifero per almeno 30 minuti. Questo passaggio permette ai sapori di amalgamarsi e alla mousse di addensarsi ulteriormente.
- Servi la mousse fredda, con una spolverata di cacao in polvere o con frutta fresca se desideri.

La mousse di avocado e cacao è un dessert ricco e cremoso, perfetto per soddisfare la voglia di dolce senza infiammazione. L'avocado fornisce grassi salutari e una consistenza morbida, il cacao offre antiossidanti e il dolcificante naturale aggiunge dolcezza senza l'utilizzo di zuccheri raffinati. Questo dessert è anche una buona fonte di fibre e contiene alcuni micronutrienti essenziali forniti dall'avocado.

Sorbetto ai Frutti di Bosco e Zenzero

Informazioni Nutrizionali (per porzione):

- Calorie: circa 150 Kcal
- Carboidrati: 90%
- Proteine: 5%
- Grassi: 5%

Tempo di Preparazione: 15 minuti
Tempo di Cottura: 0 minuti (più il tempo di congelamento, se applicabile)

Ingredienti:

- Frutti di bosco misti congelati (come fragole, mirtilli, lamponi, more): 1 tazza (circa 140g)
- Zenzero fresco: 1 pezzetto di circa 2 cm, grattugiato
- Miele o sciroppo d'acero: 1 cucchiaio (circa 15 ml, aggiustare a seconda della dolcezza desiderata)
- Succo di limone: da 1/2 limone
- Acqua: 1/4 tazza (60 ml) o quanto basta per frullare

Preparazione:

- Gratta lo zenzero fresco e spremi il succo del limone.
- In un potente frullatore o robot da cucina, unisci i frutti di bosco congelati, lo zenzero grattugiato, il miele o sciroppo d'acero e il succo di limone.

- Frulla fino a che non diventa una consistenza liscia, aggiungendo acqua poco alla volta se necessario per aiutare il processo di frullatura.
- Se desideri una consistenza più solida simile a quella del sorbetto tradizionale, trasferisci il composto in un contenitore adatto al freezer e congela per 1-2 ore.
- Servi immediatamente per una consistenza morbida di "soft serve" o dopo aver congelato per una consistenza più solida.
- Guarnisci con una spolverata di zenzero fresco grattugiato o una fettina di limone, se desiderato.

Il sorbetto ai frutti di bosco e zenzero è un dessert rinfrescante e leggero, ideale per chi cerca una dolcezza naturale senza infiammazione. I frutti di bosco sono ricchi di antiossidanti e fibre, mentre lo zenzero aggiunge una nota piccante e benefica per la digestione. Questo sorbetto è una deliziosa conclusione di un pasto o un perfetto intermezzo pomeridiano.

Panna Cotta al Latte di Cocco e Mango

Informazioni Nutrizionali (per porzione):

- Calorie: circa 250-300 Kcal
- Carboidrati: 30%
- Proteine: 5%
- Grassi: 65%

Tempo di Preparazione: 15 minuti
Tempo di Cottura: 5 minuti (più tempo di raffreddamento)

Ingredienti:

- Latte di cocco: 1/2 tazza (120 ml)
- Gelatina in polvere: 1/2 cucchiaino (circa 2g)
- Miele o sciroppo d'acero: 1 cucchiaio (15 ml)
- Estratto di vaniglia: 1/2 cucchiaino
- Mango maturo: 1/2, tagliato a cubetti
- Succo di limone fresco: 1 cucchiaio (15 ml)

Preparazione:

- Spolvera la gelatina in polvere su 2 cucchiai di acqua fredda in una piccola ciotola. Lascia riposare per alcuni minuti per farla idratare.
- Versa il latte di cocco in una piccola pentola e scaldalo a fuoco medio, senza portarlo ad ebollizione.
- Aggiungi la gelatina idratata al latte di cocco caldo e mescola fino a completo scioglimento.

- Aggiungi il miele o sciroppo d'acero e l'estratto di vaniglia al composto di latte di cocco e gelatina. Mescola bene.
- Versa il composto in una piccola ciotola o stampo da panna cotta.
- Lascia raffreddare la panna cotta a temperatura ambiente, poi coprila e mettila in frigorifero per almeno 4 ore o fino a quando non si solidifica.
- Mischia i cubetti di mango con il succo di limone.
- Al momento di servire, sforma la panna cotta su un piatto.
- Guarnisci con i cubetti di mango al limone.

La Panna Cotta al Latte di Cocco e Mango è un dessert delicato e esotico, ideale per chi cerca un'alternativa leggera ai dolci tradizionali. Il latte di cocco fornisce una ricca cremosità e i grassi buoni, mentre il mango aggiunge dolcezza naturale e una fresca vivacità. Questo dessert è perfetto per chi segue una dieta antinfiammatoria, grazie agli ingredienti naturali e salutari.

Chips di Mela Cannella al Forno

Informazioni Nutrizionali (per porzione):

- Calorie: circa 100-150 Kcal
- Carboidrati: 95%
- Proteine: 2%
- Grassi: 3%

Tempo di Preparazione: 10 minuti
Tempo di Cottura: 2-3 ore

Ingredienti:

- Mela: 1 grande, preferibilmente una varietà croccante come Fuji o Gala
- Cannella in polvere: 1/2 cucchiaino
- Dolcificante naturale, come miele o sciroppo d'acero (opzionale): 1 cucchiaino

Preparazione:

- Preriscalda il forno a 95°C (200°F).
- Lava la mela e tagliala a fettine sottilissime, idealmente usando un mandolino per ottenere spessore uniforme.
- Disponi le fettine di mela su una teglia rivestita di carta da forno in un unico strato, assicurandoti che non si sovrappongano.
- Cospargi le fettine di mela con cannella e, se desiderato, con un leggero filo di dolcificante naturale.
- Inforna le fettine di mela e cuocile per circa 1 ora.

- Gira le fettine di mela e continua la cottura per altre 1-2 ore, o fino a quando non sono croccanti. Il tempo di cottura può variare a seconda dello spessore delle fettine.
- Spegni il forno e lascia le chips di mela all'interno fino a quando non si raffreddano completamente. Questo passaggio aiuterà a rendere le chips ancora più croccanti.
- Servi le chips di mela come snack dolce o come guarnizione per dessert.

Le Chips di Mela Cannella al Forno sono uno spuntino dolce e salutare, perfetto per chi cerca un'alternativa leggera ai dolci tradizionali. Le mele forniscono fibre naturali e carboidrati semplici, mentre la cannella aggiunge un tocco aromatico e benefico. Questa ricetta è ideale per chi segue una dieta antinfiammatoria e cerca un'opzione di spuntini gustosa e naturale.

Gelato Banane e Burro di Mandorle

Informazioni Nutrizionali (per porzione):

- Calorie: circa 250-300 Kcal
- Carboidrati: 50%
- Proteine: 10%
- Grassi: 40%

Tempo di Preparazione: 10 minuti (più tempo per congelare le banane)
Tempo di Cottura: 0 minuti

Ingredienti:

- Banane mature: 2 medie, tagliate a rondelle e congelate
- Burro di mandorle: 1 cucchiaio (circa 15g)
- Estratto di vaniglia: 1/2 cucchiaino
- Latte di mandorla non zuccherato (o altro latte a scelta): 2-3 cucchiai (30-45 ml, regolare per consistenza)

Preparazione:

- Taglia le banane a rondelle e disponile su un vassoio foderato con carta da forno.
- Congela le rondelle di banana per almeno 2-3 ore o fino a quando non sono completamente congelate.
- Metti le rondelle di banana congelate in un potente frullatore o robot da cucina.
- Aggiungi il burro di mandorle e l'estratto di vaniglia.

- Inizia a frullare a velocità alta, aggiungendo poco a poco il latte di mandorla fino a raggiungere la consistenza cremosa di un gelato. Potrebbe essere necessario fermarsi di tanto in tanto per raschiare i lati del frullatore.
- Servi immediatamente per una consistenza simile a quella di un gelato "soft serve".
- Per una consistenza più ferma, trasferisci il gelato in un contenitore e congelalo per un'ora prima di servire.

Il Gelato Banane e Burro di Mandorle è un'alternativa salutare e naturale al gelato tradizionale. Le banane congelate forniscono la dolcezza naturale e una base cremosa, mentre il burro di mandorle aggiunge proteine, grassi sani e un gusto ricco. Questo dessert è perfetto per chi segue una dieta antinfiammatoria e cerca un'opzione di dolce semplice e nutriente.

11.4 Snack e spuntini: sani e soddisfacenti

Questo capitolo si rivolge a coloro che desiderano mantenere una dieta sana e bilanciata, ma al contempo non vogliono rinunciare al piacere di uno snack. In un mondo dove gli spuntini sono spesso sinonimo di cibi lavorati e carichi di zuccheri, è fondamentale riscoprire il gusto degli snack naturali, nutrienti e ricchi di benefici per il corpo. La chiave sta nel selezionare alimenti che offrano non solo gusto, ma anche una ricca composizione nutritiva in grado di apportare energia e benessere.

Un primo aspetto importante da considerare negli snack è l'equilibrio nutrizionale. Gli spuntini ideali dovrebbero includere una buona combinazione di proteine, grassi sani e carboidrati complessi. Questo mix permette di ottenere un rilascio graduale di energia, evitando i picchi di zucchero nel sangue che si verificano con cibi più raffinati e zuccherati. Per esempio, un ottimo spuntino potrebbe essere una manciata di frutta secca, ricca di grassi salutari e proteine, abbinata a frutta fresca, che fornisce fibre e carboidrati complessi.

Un altro elemento da considerare è la praticità. Gli spuntini ideali sono quelli facili da preparare e da trasportare. Ad esempio, bastoncini di verdure crude come carote, cetrioli o peperoni, accompagnati da hummus o guacamole, rappresentano una scelta pratica e al contempo nutriente. Questi alimenti, oltre ad essere ricchi di nutrienti, aiutano a mantenere l'organismo idratato e sono una fonte di fibre, fondamentali per la salute dell'apparato digerente.

Per coloro che desiderano uno snack dolce, è possibile optare per alternative più sane ai dolci tradizionali. Ad esempio, una mela cotta al forno con cannella e una spolverata di noci è un'opzione deliziosa e nutriente. Anche il cioccolato può essere incluso, purché si scelga una versione con alta percentuale di cacao e minimo zuccheri aggiunti, per beneficiare degli antiossidanti senza sovraccaricare di zuccheri.

Un ruolo importante negli snack sani è giocato dalle proteine. Una buona dose di proteine in uno snack non solo apporta nutrimento essenziale, ma contribuisce anche a una sensazione di sazietà prolungata. Ecco perché snack come yogurt greco con frutta fresca o una piccola porzione di formaggio con crackers integrali possono essere ottime scelte.

Inoltre, non bisogna dimenticare l'importanza dell'acqua e dell'idratazione. Snack come frutta fresca ricca di acqua (come l'anguria o il melone) e verdure (come i cetrioli) contribuiscono a mantenere il corpo idratato, oltre a fornire vitamine e minerali essenziali.

In conclusione, gli snack e gli spuntini possono e devono essere parte integrante di una dieta sana e antinfiammatoria. La chiave sta nella scelta di alimenti ricchi di nutrienti, che soddisfino il palato e al contempo apportino beneficio al corpo. Questo approccio non solo contribuisce al benessere fisico, ma permette anche di affrontare la giornata con energia e vitalità, senza rinunciare al piacere del cibo.

11.5 Bevande e smoothies: nutrimento e idratazione

Questa sezione offre un'ampia gamma di opzioni salutari che non solo dissetano, ma forniscono anche nutrienti vitali e favoriscono il benessere generale.

La chiave per creare bevande e smoothies salutari è l'uso di ingredienti freschi e naturali. Frutta e verdura sono i protagonisti principali, grazie alla loro ricchezza di vitamine, minerali, antiossidanti e fibre. L'aggiunta di superalimenti come semi di chia, spirulina o proteine in polvere può trasformare un semplice frullato in un vero e proprio concentrato di nutrimento.

Uno dei principali benefici degli smoothies è la loro versatilità. Possono essere personalizzati in base ai propri gusti e alle proprie esigenze nutrizionali. Ad esempio, uno smoothie a base di spinaci, banana, avocado e latte di mandorla può essere un'eccellente fonte di grassi salutari, proteine e carboidrati complessi. L'aggiunta di spezie come la curcuma o lo zenzero può potenziare ulteriormente le proprietà antinfiammatorie della bevanda.

Non meno importanti sono le bevande destinate alla pura idratazione. L'acqua è, ovviamente, la scelta principale, ma è possibile variare con acque aromatizzate naturalmente con fette di frutta o erbe aromatiche. Queste acque non solo sono dissetanti, ma forniscono anche un leggero apporto di nutrienti e possono essere un valido aiuto per aumentare l'assunzione quotidiana di liquidi.

Anche tè e tisane hanno un ruolo fondamentale. Bevande come il tè verde, ricco di antiossidanti, o infusi a base di camomilla e menta, noti per le loro proprietà calmanti e digestive, possono essere consumati quotidianamente per trarre benefici sia in termini di idratazione che di salute generale.

Le bevande detox, come i succhi verdi preparati con cetrioli, sedano, mela verde e un tocco di limone, possono essere un ottimo complemento a una dieta antinfiammatoria. Questi succhi, ricchi di clorofilla e nutrienti essenziali, aiutano a purificare l'organismo e a promuovere la salute dell'apparato digerente.

È importante sottolineare, però, l'importanza di evitare bevande zuccherate e alcoliche, che possono avere un effetto pro-infiammatorio e disidratante. Optare per alternative naturali e meno elaborate aiuta a mantenere l'equilibrio del corpo e a ridurre il rischio di infiammazione.

In definitiva, la sezione dedicata alle bevande e agli smoothies è una vera e propria celebrazione della varietà e del gusto, senza tralasciare l'aspetto nutrizionale. Attraverso la scelta di ingredienti sani e naturali, è possibile realizzare bevande che non solo soddisfano il palato, ma contribuiscono attivamente al mantenimento di uno stile di vita sano e antinfiammatorio. Questa sezione funge da ponte verso il prossimo capitolo, dove si esplora come integrare tutti questi elementi in una settimana tipo di pasti antinfiammatori, progettando una dieta equilibrata e varia che tenga conto di tutti i nutrienti necessari.

Capitolo 12: Creare un Piano Alimentare: Calorie e Nutrienti

12.1 Fondamenti di calcolo delle calorie e dei nutrienti

Calcolo delle Calorie:

Calcolare il fabbisogno calorico giornaliero è il primo passo per una dieta equilibrata. Questo calcolo dipende da vari fattori, tra cui sesso, età, peso, altezza e livello di attività fisica.

Formula Basale:

La formula più comunemente usata per calcolare il fabbisogno calorico basale (Basal Metabolic Rate, BMR) è l'equazione di Harris-Benedict, che si differenzia per uomini e donne:

- Uomini: BMR = 88.362 + (13.397 x peso in kg) + (4.799 x altezza in cm) - (5.677 x età in anni)
- Donne: BMR = 447.593 + (9.247 x peso in kg) + (3.098 x altezza in cm) - (4.330 x età in anni)

Calcolo del Fabbisogno Calorico Totale:

Una volta calcolato il BMR, è necessario moltiplicarlo per un fattore che tiene conto del livello di attività fisica (Physical Activity Level, PAL):

- Sedentario (poca o nessuna attività fisica): BMR x 1.2

- Leggermente attivo (attività fisica leggera o sport 1-3 giorni alla settimana): BMR x 1.375
- Moderatamente attivo (attività fisica moderata o sport 3-5 giorni alla settimana): BMR x 1.55
- Molto attivo (attività fisica intensa o sport 6-7 giorni alla settimana): BMR x 1.725
- Estremamente attivo (attività fisica molto intensa, lavoro fisico o allenamento due volte al giorno): BMR x 1.9

Obiettivi di Peso:

Per mantenere il peso attuale, l'individuo dovrebbe consumare calorie pari al suo fabbisogno calorico totale.

Per perdere peso, è consigliato creare un deficit calorico, riducendo il fabbisogno calorico totale di circa 500-1000 calorie al giorno, a seconda delle necessità individuali.

Per aumentare di peso, è necessario consumare più calorie rispetto al fabbisogno calorico totale, aggiungendo circa 300-500 calorie al giorno.

Importanza dei Macronutrienti:

Una volta stabilito il fabbisogno calorico, è essenziale distribuire queste calorie tra i macronutrienti: carboidrati, proteine e grassi. La distribuzione raccomandata può variare in base agli obiettivi personali e alle esigenze di salute, ma una distribuzione equilibrata potrebbe essere 45-65% delle calorie dai carboidrati, 10-35% dalle proteine e 20-35% dai grassi.

Micronutrienti e Idratazione:

Oltre ai macronutrienti, non bisogna trascurare l'importanza dei micronutrienti (vitamine e minerali) e dell'idratazione, entrambi

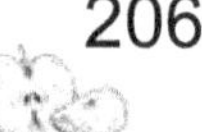

cruciali per il mantenimento della salute e la prevenzione delle malattie.

Facciamo un esempio pratico su come calcolare il fabbisogno calorico giornaliero di una persona utilizzando la formula di Harris-Benedict e il fattore di attività fisica. Prenderemo in considerazione una donna e un uomo con caratteristiche specifiche.

Esempio 1: Donna

- Età: 30 anni
- Peso: 60 kg
- Altezza: 165 cm
- Livello di attività fisica: Moderatamente attivo (attività fisica moderata 3-5 giorni alla settimana)

Calcoliamo prima il suo BMR (Basal Metabolic Rate) usando l'equazione di Harris-Benedict per le donne:

- BMR = 447.593 + (9.247 x peso in kg) + (3.098 x altezza in cm) - (4.330 x età in anni)
- BMR = 447.593 + (9.247 x 60) + (3.098 x 165) - (4.330 x 30)
- BMR ≈ 447.593 + 555.42 + 511.17 - 129.9
- BMR ≈ 1384.28 kcal/giorno

Moltiplichiamo il BMR per il fattore di attività fisica:

- Fabbisogno calorico totale = BMR x fattore di attività fisica
- Fabbisogno calorico totale = 1384.28 x 1.55 (per "moderatamente attivo")
- Fabbisogno calorico totale ≈ 2145.63 kcal/giorno

Quindi, questa donna dovrebbe consumare circa 2145 kcal al giorno per mantenere il suo peso attuale, considerando il suo livello di attività fisica.

Esempio 2: Uomo

- Età: 35 anni
- Peso: 80 kg
- Altezza: 180 cm
- Livello di attività fisica: Leggermente attivo (attività fisica leggera o sport 1-3 giorni alla settimana)

Calcoliamo il suo BMR:

- BMR = 88.362 + (13.397 x peso in kg) + (4.799 x altezza in cm) - (5.677 x età in anni)
- BMR = 88.362 + (13.397 x 80) + (4.799 x 180) - (5.677 x 35)
- BMR ≈ 88.362 + 1071.76 + 863.82 - 198.695
- BMR ≈ 1825.25 kcal/giorno

Moltiplichiamo il BMR per il fattore di attività fisica:

- Fabbisogno calorico totale = BMR x fattore di attività fisica
- Fabbisogno calorico totale = 1825.25 x 1.375 (per "leggermente attivo")
- Fabbisogno calorico totale ≈ 2511.72 kcal/giorno

Pertanto, quest'uomo dovrebbe consumare circa 2512 kcal al giorno per mantenere il suo peso attuale, considerando il suo livello di attività fisica.

Questi calcoli sono utili per avere un'idea di base sulle esigenze caloriche giornaliere, ma è importante ricordare che possono variare in base a molti fattori, inclusi quelli genetici e ambientali. Inoltre, per una dieta bilanciata e antinfiammatoria, è fondamentale considerare anche la qualità e la varietà degli alimenti consumati, non solo il loro contenuto calorico.

Monitoraggio e Adattamento:

Infine, è importante monitorare regolarmente la propria dieta e adattarla in base ai cambiamenti di stile di vita, condizione fisica o obiettivi. Un approccio flessibile e consapevole alla nutrizione permette di mantenere una dieta equilibrata e salutare nel

12.2 Bilanciare macronutrienti per un effetto antinfiammatorio

In questo punto l'attenzione si concentra sull'importanza di un corretto equilibrio tra carboidrati, proteine e grassi nell'ambito di una dieta finalizzata a contrastare l'infiammazione. Questo equilibrio è fondamentale non solo per mantenere un peso salutare e sostenere l'energia quotidiana, ma anche per ridurre i processi infiammatori che possono essere alla base di molteplici disturbi e patologie.

Carboidrati e infiammazione:

I carboidrati hanno un ruolo chiave nella dieta, ma è cruciale scegliere le giuste fonti. Carboidrati raffinati e zuccheri semplici possono aumentare l'infiammazione, mentre carboidrati complessi e ricchi di fibre, come quelli provenienti da verdure, frutta, legumi e cereali integrali, possono avere un effetto antinfiammatorio. Questi alimenti offrono un lento rilascio di energia, evitando picchi di zucchero nel sangue e promuovendo una sana digestione. Ad esempio, una porzione di avena integrale a colazione o un piatto di lenticchie a pranzo possono essere ottime scelte per incorporare carboidrati benefici nella dieta.

Proteine e controllo dell'infiammazione:

Le proteine sono essenziali per la costruzione e riparazione dei tessuti, oltre che per il funzionamento del sistema immunitario. È importante scegliere fonti di proteine magre e a basso contenuto di grassi saturi, che possono contribuire all'infiammazione. Proteine come quelle presenti nel pesce, in particolare pesci ricchi di omega-3 come salmone e sgombro, pollame magro, legumi, tofu e uova, possono supportare una risposta antinfiammatoria. Un approccio vario nella scelta delle proteine non solo garantisce un apporto di tutti gli amminoacidi essenziali, ma contribuisce anche a ridurre il rischio di infiammazione.

Grassi salutari per un'azione antinfiammatoria:

I grassi svolgono un ruolo cruciale nella salute generale, in particolare i grassi monoinsaturi e polinsaturi, noti per le loro proprietà antinfiammatorie. Fonti di grassi salutari includono l'olio d'oliva extra vergine, i semi di lino, le noci, l'avocado e i pesci grassi. L'inclusione di questi alimenti nella dieta quotidiana può contribuire a ridurre l'infiammazione sistemica. È importante, tuttavia, moderare il consumo di grassi saturi e trans, presenti in alimenti trasformati, carni grasse e prodotti lattiero-caseari ad alto contenuto di grassi.

Un approccio pratico al bilanciamento dei macronutrienti:

Per una dieta antinfiammatoria efficace, una buona regola pratica potrebbe essere quella di riempire metà del piatto con verdure e frutta, un quarto con proteine magre e il quarto restante con cereali integrali o legumi. Aggiungere a questo un cucchiaio di grassi salutari, come olio d'oliva o una manciata di noci, completa il pasto. Questa distribuzione non solo garantisce un equilibrio di macronutrienti ma fornisce anche un'ampia varietà di micronutrienti.

In conclusione, un equilibrio attento e consapevole dei macronutrienti è un passo fondamentale verso un'alimentazione antinfiammatoria. Questo non solo contribuisce a un miglioramento della salute generale, ma anche a un senso di benessere e vitalità. Nel prossimo punto, approfondiremo l'importanza dei micronutrienti e come la loro integrazione possa giocare un ruolo chiave nel sostenere una dieta antinfiammatoria, garantendo un apporto completo di tutti i nutrienti necessari.

12.3 Integrazione di micronutrienti essenziali

Importanza dei Micronutrienti:

I micronutrienti includono vitamine e minerali essenziali che il corpo non può produrre da solo. Una carenza di questi nutrienti può portare a una serie di problemi di salute, inclusa una maggiore suscettibilità alle malattie infiammatorie. Per questo, è fondamentale assicurarsi che la dieta sia ricca di una varietà di cibi nutrienti che possano fornire queste sostanze vitali.

Vitamine Antinfiammatorie:

- **Vitamina C:** Potente antiossidante trovato in frutti come agrumi, kiwi, fragole e verdure come peperoni e broccoli. La vitamina C supporta il sistema immunitario e aiuta a ridurre l'infiammazione.

- **Vitamina E:** Un altro potente antiossidante presente in noci, semi e oli vegetali. Aiuta a proteggere le cellule dai danni dei radicali liberi e può ridurre l'infiammazione.
- **Vitamine del gruppo B:** Cruciali per il metabolismo energetico e trovate in alimenti come cereali integrali, legumi, verdure a foglia verde e carne magra. Queste vitamine supportano la funzione cellulare e possono ridurre il rischio di infiammazione cronica.

Minerali Chiave:

- **Magnesio:** Fondamentale per oltre 300 reazioni enzimatiche, il magnesio, presente in noci, semi e verdure a foglia verde, può aiutare a gestire l'infiammazione e a migliorare la qualità del sonno.
- **Zinco:** Importante per il sistema immunitario, lo zinco si trova in carne, legumi, semi e frutti di mare. È noto per le sue proprietà antinfiammatorie e per il ruolo nella guarigione delle ferite.
- **Selenio:** Un minerale traccia essenziale che si trova nel Brasile noci, pesce, e cereali integrali. Ha proprietà antiossidanti e può aiutare a proteggere contro l'infiammazione cronica.

Altri Composti Bioattivi:

- **Curcumina:** Presente nella curcuma, è rinomata per le sue potenti proprietà antinfiammatorie.
- **Omega-3:** Acidi grassi essenziali presenti in pesci grassi come salmone e sgombro, oltre che in semi di lino e noci. Gli omega-3 possono ridurre significativamente l'infiammazione nel corpo.

Integrazione Alimentare:

Mentre è sempre preferibile ottenere i micronutrienti direttamente dagli alimenti, in alcuni casi può essere necessaria l'integrazione, soprattutto se esistono restrizioni dietetiche o condizioni di salute specifiche. È importante consultare un professionista sanitario prima di iniziare qualsiasi regime di integrazione.

Bilanciare i Micronutrienti nella Dieta:

Una dieta varia ed equilibrata è il modo migliore per garantire un adeguato apporto di tutti i micronutrienti essenziali. Includere una vasta gamma di frutta, verdura, proteine magre, grassi sani e cereali integrali è fondamentale per ottenere un ampio spettro di micronutrienti necessari per la salute generale e la gestione dell'infiammazione.

Attraverso una comprensione approfondita dei micronutrienti e del loro ruolo nella dieta, è possibile costruire un piano alimentare che non solo soddisfi le necessità caloriche e macronutrienti, ma che promuova anche la salute a lungo termine. Questa base di conoscenza nutrizionale permette di passare al prossimo livello, dove verranno esplorati esempi specifici di piani alimentari con conteggio di calorie e nutrienti, fornendo così strumenti pratici per applicare questi principi nella vita quotidiana.

12.4 Esempio di piano alimentari con conteggio di kcal e nutrienti

Piano Alimentare Settimanale

Lunedì

- **Colazione:** Porridge di Avena e Bacche (350 kcal; 60% carboidrati, 20% proteine, 20% grassi)
- **Spuntino Mattutino:** Frutta Fresca (mela, 100g; 52 kcal)
- **Pranzo:** Pasta Integrale con Pomodorini, Basilico e Olio d'Oliva (450 kcal; 55% carboidrati, 15% proteine, 30% grassi)
- **Spuntino Pomeridiano:** Frutta Secca (mandorle, 30g; 170 kcal)
- **Cena:** Salmone al Forno con Limone e Rosmarino (500 kcal; 30% carboidrati, 40% proteine, 30% grassi)

Totali Kcal Giornalieri: 1522 kcal

Martedì

- **Colazione:** Pancake di Farina di Mandorle (400 kcal; 50% carboidrati, 25% proteine, 25% grassi)
- **Spuntino Mattutino:** Frutta Fresca (banana, 100g; 89 kcal)
- **Pranzo:** Risotto di Riso Integrale con Funghi Porcini e Timo (450 kcal; 60% carboidrati, 15% proteine, 25% grassi)
- **Spuntino Pomeridiano:** Frutta Secca (noci, 30g; 185 kcal)
- **Cena:** Petto di Pollo alla Griglia con Insalata di Quinoa e Verdure (450 kcal; 40% carboidrati, 40% proteine, 20% grassi)

Totali Kcal Giornalieri: 1574 kcal

Mercoledì

- **Colazione:** Frullato Verde Detox (350 kcal; 50% carboidrati, 10% proteine, 40% grassi)
- **Spuntino Mattutino:** Frutta Fresca (mirtilli, 100g; 43 kcal)

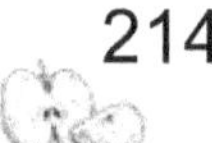

- **Pranzo:** Fusilli di Lenticchie Rosse con Pesto di Rucola e Noci (480 kcal; 60% carboidrati, 20% proteine, 20% grassi)
- **Spuntino Pomeridiano:** Frutta Secca (noci, 30g; 185 kcal)
- **Cena:** Filetto di Orata al Vapore con Verdure Miste e Zenzero (490 kcal; 40% carboidrati, 40% proteine, 20% grassi)

Totali Kcal Giornalieri: 1548 kcal

Giovedì

- **Colazione:** Pancake di Farina di Mandorle (400 kcal; 50% carboidrati, 25% proteine, 25% grassi)
- **Spuntino Mattutino:** Frutta Fresca (kiwi, 100g; 61 kcal)
- **Pranzo:** Linguine al Limone con Asparagi e Parmigiano (420 kcal; 55% carboidrati, 15% proteine, 30% grassi)
- **Spuntino Pomeridiano:** Frutta Secca (mandorle, 30g; 170 kcal)
- **Cena:** Filetti di Trota con Pesto di Prezzemolo e Mandorle (430 kcal; 30% carboidrati, 40% proteine, 30% grassi)

Totali Kcal Giornalieri: 1481 kcal

Venerdì

- **Colazione:** Budino di Chia e Mango (300 kcal; 65% carboidrati, 10% proteine, 25% grassi)
- **Spuntino Mattutino:** Frutta Fresca (fragole, 100g; 32 kcal)
- **Pranzo:** Penne di Farro con Zucchine, Aglio e Peperoncino (450 kcal; 60% carboidrati, 15% proteine, 25% grassi)
- **Spuntino Pomeridiano:** Frutta Secca (noci, 30g; 185 kcal)
- **Cena:** Spezzatino di Manzo con Carote, Sedano e Rosmarino (450 kcal; 45% carboidrati, 35% proteine, 20% grassi)

Totali Kcal Giornalieri: 1417 kcal

Sabato

- **Colazione:** Yogurt Greco con Frutta e Noci (350 kcal; 50% carboidrati, 20% proteine, 30% grassi)
- **Spuntino Mattutino:** Frutta Fresca (pesca, 100g; 39 kcal)
- **Pranzo:** Riso Venere con Carote, Curcuma e Semi di Zucca (510 kcal; 65% carboidrati, 10% proteine, 25% grassi)
- **Spuntino Pomeridiano:** Frutta Secca (mandorle, 30g; 170 kcal)
- **Cena:** Anatra Arrosto con Salsa di Lamponi e Balsamico (520 kcal; 40% carboidrati, 35% proteine, 25% grassi)

Totali Kcal Giornalieri: 1589 kcal

Domenica

- **Colazione:** Pancake di Farro e Mela (350 kcal; 50% carboidrati, 20% proteine, 30% grassi)
- **Spuntino Mattutino:** Frutta Fresca (kiwi, 100g; 61 kcal)
- **Pranzo:** Farro con Barbabietole, Caprino e Noci (460 kcal; 60% carboidrati, 15% proteine, 25% grassi)
- **Spuntino Pomeridiano:** Frutta Secca (noci, 30g; 185 kcal)
- **Cena:** Tacchino Saltato con Peperoni, Cipolle e Paprika (470 kcal; 45% carboidrati, 35% proteine, 20% grassi)

Totali Kcal Giornalieri: 1526 kcal

12.5 Adattare il piano alimentare alle necessità individuali

Nel capitolo finale del nostro libro sulla dieta infiammatoria, affronteremo l'importante argomento di come adattare il piano alimentare alle necessità individuali. Mentre abbiamo fornito un piano alimentare settimanale equilibrato e antinfiammatorio, comprendiamo che le esigenze nutrizionali possono variare notevolmente da persona a persona. È fondamentale riconoscere che non esiste una dimensione unica che si adatti a tutti quando si tratta di alimentazione, e quindi, questo capitolo guiderà i lettori su come personalizzare il piano per massimizzare i benefici per la salute.

Una delle prime considerazioni nell'adattare il piano alimentare è tenere conto delle allergie alimentari o delle intolleranze. Alcune persone potrebbero essere allergiche o intolleranti a ingredienti specifici utilizzati nelle ricette, come il glutine o le noci. In questo caso, sarà necessario apportare modifiche alle ricette o sostituire gli ingredienti in modo da renderli adatti alle esigenze individuali.

Un altro aspetto importante da considerare è l'età e il livello di attività fisica. Le persone più attive avranno bisogno di un apporto calorico superiore rispetto a coloro che conducono uno stile di vita più sedentario. Pertanto, il piano alimentare può essere adattato aumentando o diminuendo le porzioni e regolando il numero di spuntini giornalieri in base alle esigenze caloriche individuali.

Le preferenze alimentari sono altrettanto rilevanti. Alcune persone potrebbero non gradire determinati cibi o ingredienti, e ciò non dovrebbe essere motivo di rinuncia al piano. Invece, è possibile sostituire gli alimenti o le ricette in modo da renderli più appetibili e sostenibili a lungo termine.

L'obiettivo di salute personale è un altro punto chiave nell'adattare il piano alimentare. Alcune persone potrebbero avere obiettivi specifici, come la perdita di peso, il controllo del diabete o il miglioramento delle prestazioni sportive. Questi obiettivi richiedono un focus diverso sulle proporzioni dei macronutrienti e sul contenuto calorico dei pasti. Il piano può essere personalizzato per soddisfare tali obiettivi.

Infine, l'adattamento del piano alimentare dovrebbe anche considerare le stagioni e la disponibilità di ingredienti freschi e locali. L'acquisto di prodotti di stagione può non solo migliorare il sapore dei pasti, ma anche garantire un apporto ottimale di nutrienti.

In conclusione, il nostro libro conclude con l'importante messaggio che una dieta infiammatoria può essere personalizzata per soddisfare le esigenze individuali. L'adattamento del piano alimentare in base alle allergie, all'età, all'attività fisica, alle preferenze alimentari, agli obiettivi di salute e alle stagioni consente ai lettori di abbracciare uno stile di vita sano e sostenibile. Siamo certi che questo capitolo finale fornirà ai nostri lettori gli strumenti necessari per raggiungere i loro obiettivi di salute e benessere a lungo termine.

Se pensi che questo libro ti sia piaciuto e ti abbia aiutato, ti chiedo gentilmente di dedicare pochi secondi a lasciare una breve recensione su Amazon, Grazie!

Lorenzo Galvanelli